卫生监督培训模块丛书

丛书总主编　卢　伟

副总主编　李力达　贝　文　毛　洁

　　　　　曹晓红　朱素蓉

公共卫生监督卷

传染病防治卫生监督

王绍鑫　主编

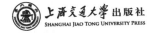
上海交通大学出版社
SHANGHAI JIAO TONG UNIVERSITY PRESS

内容提要

本书包括传染病防治卫生监督概述、预防接种卫生监督、传染病疫情报告卫生监督等七个模块,介绍了传染病防治卫生监督基础理论知识,传染病防治卫生监督的内容、方法、程序及违法行为的处理,并充分结合实际工作经验,具有很强的实践指导作用,可以作为卫生监督员开展传染病防治卫生监督的指导用书。

图书在版编目(CIP)数据

传染病防治卫生监督 / 卢伟总主编;王绍鑫主编.
—上海:上海交通大学出版社,2018
ISBN 978 - 7 - 313 - 19203 - 5

Ⅰ.①传… Ⅱ.①卢… ②王… Ⅲ.①传染病防治—
卫生防疫管理 Ⅳ.①R183

中国版本图书馆 CIP 数据核字(2018)第 063347 号

传染病防治卫生监督

主 编:王绍鑫
编写人员:王懿霖 秦婉婉 岳玮璘 甘和平 秦晓东 顾小平 王 磊
出版发行:上海交通大学出版社   地 址:上海市番禺路 951 号
邮政编码:200030   电 话:021 - 64071208
出 版 人:谈 毅
印 制:上海盛通时代印刷有限公司   经 销:全国新华书店
开 本:710 mm×1000 mm 1/32   印 张:10
字 数:159 千字
版 次:2018 年 3 月第 1 版   印 次:2018 年 3 月第 1 次印刷
书 号:ISBN 978 - 7 - 313 - 19203 - 5 / R
定 价:58.00 元

丛书总序

为适应建设"卓越的全球城市和社会主义现代化国际大都市"和"健康上海"发展战略需要,在卫生行政"放管服"和深化医药卫生体制机制改革的大背景下,上海卫生监督面临前所未有的发展机遇和现实挑战。

为持续加强卫生监督员职业胜任力,提升卫生监督员的执法能力和监督水平,打造胜任、高效的卫生监督员队伍,上海卫生监督机构通过专业化和模块化培训模式,对监督员开展专业、管理、法律法规、执法技能等专项培训,对核心和骨干人员开展促进职业发展和综合素养提高的强化培训,对管理干部开展塑质增能轮训,取得了良好效果。

上海市卫生和计划生育委员会监督所在总结多年培训素材的基础上组织编写了这套卫生监督员培训教材,以期有助于各级各类卫生监督员培训和自学。

本套教材包括卫生监督基础和信息管理、公

共卫生监督、医疗执业和计划生育监督三卷、十七个分册,具有以下特色:

一是系统全面。本套教材对卫生监督工作涉及的工作环节、专业知识、法律法规、流程等进行了系统梳理,全面涵盖了卫生监督工作的内容。

二是模块化编辑。本套教材围绕卫生监督员职业胜任力要素,按照工作分析的结果,把岗位从事的某一项工作所需要的知识归结为一个模块;每一个模块既相互独立,又从属于某一专项工作;模块之间界限既清晰又关联。模块化的编辑方式大大方便了使用者根据自身的实际情况按需选择、组合使用;有针对性地、有选择地进行专项知识、技能的充实和提高,弥补个体短板。

三是体现新变化。本套教材特别增加了信息管理管理分册、公务员与依法行政分册,适应信息技术的发展变化和执法应用,顺应我国卫生监督机构和人员参照公务员法管理的体制变化新形势。教材使用最新修订的法律法规、技术规范和标准,吸收了新知识、体现了新变化,做到了与时俱进。

为编好本套教材,我们成立了编委会,组织了工作班子和编写队伍。前期开展了相关的研究,召开了多次专家研讨会、审稿会、协调会等,为教材的出版奠定了基础。

在本套教材编辑出版的过程中,得到了上海

市卫生和计划生育委员会的领导、相关专家学者，以及上海交通大学出版社的大力支持和热心帮助，为教材的顺利、高质量出版提供了有力保障。在此一并致谢。

非常感谢参加本套教材编写的各位同仁，他们牺牲了许多休息时间，为教材的出版付出了卓有成效的辛勤劳动。

由于编写的时间紧、任务重、相互协调工作量大等原因，本套教材难免存在疏漏和不足之处，恳请各位不吝赐教。我们相信，在各位的帮助下，我们一定能不断改进完善、不断提高教材的质量，为我国的卫生监督员队伍的建设和发展做出应有的贡献。

卢　伟

2018 年 3 月

目　录

模块一　传染病防治卫生监督概述

课程一　传染病防治卫生监督概述 ………… 2
一、传染病防治卫生管理立法
历程 ………………………………… 2
二、传染病防治卫生监督依据与
职责 ………………………………… 6
三、传染病防治卫生监督对象、
内容与要求 …………………… 15

模块二　传染病报告卫生监督

课程二　传染病报告基本知识 ………… 30
一、法定传染病报告内容、程序、
方式和时限 …………………… 30
二、本市传染病报告基本状况和
管理模式 …………………… 33

课程三　传染病报告卫生监督 ·········· 38

一、传染病报告卫生监督检查依据、
内容与方法 ·········· 38

二、传染病报告违法案由及处理····· 54

模块三　传染病疫情控制卫生监督

课程四　传染病疫情控制基本知识 ········· 60

一、传染病疫情分类与疫情处置
要求 ·········· 60

二、本市传染病疫情控制管理基本
状况和管理模式 ·········· 62

课程五　传染病疫情控制卫生监督 ········· 69

一、传染病疫情控制卫生监督检查
依据、内容与方法 ·········· 69

二、传染病疫情控制违法案由及
处理 ·········· 80

模块四　消毒隔离制度卫生监督

课程六　消毒隔离制度执行基本知识 ········ 84

一、消毒卫生有关基本概念 ········ 84

二、医疗卫生机构消毒卫生的

　　　　基本要求 ·············· 87

　　三、医疗卫生机构隔离防护的

　　　　基本要求 ·············· 92

　　四、重点部门消毒隔离防护基本

　　　　要求 ················· 94

课程七　消毒隔离制度执行卫生监督········ 128

　　一、消毒隔离监督检查依据、

　　　　内容与方法 ·············· 128

　　二、重点部门的消毒隔离监督 ····· 137

　　三、消毒隔离违法案由及处理 ····· 150

　　四、消毒隔离卫生监督抽检及

　　　　评价 ················· 165

　　　　模块五　医疗废物处置卫生监督

课程八　医疗废物处置基本知识·············· 170

　　一、医疗废物管理法律法规

　　　　体系 ················· 170

　　二、医疗废物概念 ··········· 173

课程九　医疗废物处置卫生监督·············· 195

　　一、医疗废物处置卫生监督检查

　　　　依据、内容与方法 ·········· 195

二、医疗废物处置卫生监督违法
　　案由及处理 ·················· 198

模块六　预防接种卫生监督

课程十　预防接种基本知识 ·············· 226
一、预防接种服务管理要求 ········ 226
二、疑似预防接种异常反应的
　　处理 ······················ 238
三、本市预防接种管理基本状况和
　　管理模式 ·················· 245

课程十一　预防接种卫生监督 ············· 252
一、预防接种卫生监督检查依据、
　　内容与方法 ··············· 252
二、预防接种违法案由及处理 ····· 258

模块七　病原微生物实验室卫生监督

课程十二　病原微生物实验室基本知识 ······ 284
一、病原微生物实验室生物
　　安全 ······················ 284
二、本市实验室生物安全管理基本
　　状况和管理模式 ············· 293

课程十三　病原微生物实验室生物安全卫生监督 ……………………… 294

　一、病原微生物实验室生物安全
　　　卫生监督检查依据、内容与
　　　方法 …………………… 294

　二、病原微生物实验室生物安全
　　　违法案由及处理 ………… 304

　三、病原微生物实验室生物安全
　　　卫生监督抽检及评价 ……… 305

模块一
传染病防治卫生监督概述

课程一 传染病防治卫生监督概述

　　传染病防治关系人民群众的身体健康和生命安全,关系经济社会发展和国家安全稳定。近十几年来,我国先后有传染性非典型肺炎、人感染高致病性禽流感、甲型 H1N1 流感等突发、新发传染病疫情。艾滋病、结核病等重大传染病防治形势依然严峻,防治工作任务艰巨繁重。随着全球化进程加快和我国对外交往增多,埃博拉出血热、中东呼吸综合征等境外传染病输入风险明显增加,给我国公共卫生安全带来挑战。

一、传染病防治卫生管理立法历程

　　传染病具有传染性、流行性的特点,因此传染病防治是一项长期的社会性工作,既需要动员全社会共同参与,实行综合治理;更需要以法律形式明确个人、国家机关、社会团体、企事业单位和其他社会组织的责任,使传染病防治工作法制化。我国高度重视传染病的防治工作,重视运用立法手段强化对传染病的预防、控制和管理。

(一)以控制急性传染病为重点的阶段

1950 年,中央人民政府政务院颁发了《关于发动秋季种痘的指示》。1955 年,经国务院批准,原卫生部发布《传染病管理办法》,首次对传染病进行分类管理。1978 年以后,特别是党的十一届三中全会以来,传染病防治立法重新迎来发展和繁荣。为了加快控制和消灭急性传染病的发生与流行,1978 年 9 月,经国务院批准,原卫生部发布了《中华人民共和国急性传染病管理条例》,第一次以立法形式确认了预防为主的方针。其后,我国的传染病防治立法得到初步发展,国务院发布或批准发布了一系列传染病防治的法规,如《中华人民共和国国境卫生检疫条例》(1957)、《食品卫生管理试行条例》(1967)等,《公共场所卫生管理条例》及其实施细则(1987)、《消毒管理办法》(1987)等。

(二)传染病防治立法快速发展阶段

1989 年前的几年,我国传染病疫情集中在部分省市暴发，如 1986 年海南岛登革热病流行，发病 11 万多人，死亡近 300 人；1986—1988 年，新疆部分地区饮用水污染非甲非乙型肝炎流行，发病 12 万多人，死亡 700 多人；1988 年，全国一些地区流行急性出血性结膜炎达 150 多万人；同年年初上海甲肝大流行，发病达 34 万多人，同时波及周边省份。因此，1989 年《中华人民共和国传染病防治法》（以下简称《传染病防治法》）颁布实施。1991 年 12 月，经国务院批准，原卫生部颁布了《中华人民共和国传染病防治法实施办法》。《传染病防治法》及其实施办法的颁布实施，系统地确立了我国对传染病的预防、疫情报告与公布、控制和监督的法律制度，标志着我国传染病防治工作开始快速走上法制化管理轨道。为进一步贯彻实施《传染病防治法》，原卫生部等有关部门制定了一系列与之相关的配套法规及规章，对传染病病人禁止从事的工作、疫情报告的具体时限、疫情通报和公布的具体做法以及传染病防治卫生监督执法程序等方面作了进一步的规定。1993 年，原卫生部令第 30 号《传染病防治监督行政处罚程序》发布，以保证传染病监督部门依法行使行政职权。

（三）传染病防治立法全面发展阶段

2003 年抗击传染性非典型肺炎（SARS）后，

针对 SARS 防控工作中暴露出的公共卫生问题,国家于同年 6 月着手对《传染病防治法》开始进行修订,并于 2004 年 8 月 28 日第十届全国人民代表大会常务委员会第十一次会议修订,自 2004 年 12 月 1 日起施行;2013 年 6 月 29 日第十二届全国人民代表大会常务委员会第三次会议对《传染病防治法》进行了第二次修订并予公布当日开始实施。该法的实施对提高我国传染病防治的整体水平,促进公共卫生体系的建立和完善,对保障人民健康和经济、社会的协调发展起到了重要的作用,并为以后在应对重大传染病疫情如 2009 年全球性的甲型 H1N1 流感暴发防控发挥了作用。甲型 H1N1 流感疫情未对我国社会经济发展形成严重冲击,社会生产和公众生活秩序正常,社会稳定,采取的防控措施得到公众的理解与支持。据此,《医疗废物管理条例》《病原微生物实验室生物安全管理条例》《疫苗流通和预防接种管理条例》《突发公共卫生事件应急条例》《艾滋病防治条例》《血吸虫病防治条例》等法规和原卫生部相应的规章、规范性文件和标准相继颁布实施,构建了我国传染病防治的法律体系,完善了法律法规,推进规范建设,明确了责任分工,也成为卫生计生行政部门依法开展和加强传染病防治卫生监督的依据。

二、传染病防治卫生
监督依据与职责

传染病防治卫生监督的目的，就是各级卫生计生行政机关及其综合监督执法机构依法履行职能，通过对传染病防治工作实施统一监督检查，达到预防、控制和消除传染病的发生与流行，保障公众的人体健康和公共卫生，维护社会的正常秩序和为经济发展保驾护航的作用。依法开展传染病防治卫生监督，一方面可以规范相关责任单位，特别是医疗卫生机构在传染病防治中的行为，引导单位和个人在《传染病防治法》及其相关法律法规范围内活动，自觉守法；另一方面，进一步实现保护合法行为、制裁违法违规行为，维护卫生生产和生活的秩序，维护《传染病防治法》的尊严，保证传染病防治各项有效措施得到贯彻执行，保障和促进社会经济发展。

（一）传染病防治卫生监督的依据

传染病防治卫生监督工作主要涉及 1 部法律、6 部行政法规、11 部部门规章和相关技术标准或规范。其中针对某类或某种传染病还出台了专门的法规和规章，如针对艾滋病、血吸虫病、性病、结核病、传染性非典型肺炎等。

1. 法律

我国涉及传染病防治的相关法律有二部,分别为《传染病防治法》《国境卫生检疫法》。《传染病防治法》是开展传染病防治卫生监督的主要法律依据。《传染病防治法》规定了有关传染病预防、疫情报告、控制以及医疗救治和保障措施等,突出了对传染病的预防与预警,完善了传染病信息报告、通报和公布制度,进一步明确了传染病暴发、流行时的控制措施,赋予了卫生行政部门对传染病防治监督管理的职责及相应的法律责任,对传染病的医疗救治工作进行了专门规定,强化了传染病防治的保障制度建设。《国境卫生检疫法》主要对入境出境的人员、交通工具、运输设备以及可能传播检疫传染病的行李、货物、邮包等物品进行管理。在传染病防治监督管理工作中,监督员也要了解卫生监督执法与检疫工作的职责不同以及在工作中的协调与联系。

2. 行政法规

主要有《突发公共卫生事件应急条例》《国内交通卫生检疫条例》《病原微生物实验室生物安全管理条例》《医疗废物管理条例》《疫苗流通和预防接种管理条例》《艾滋病防治条例》《血吸虫病防治条例》《血液制品管理条例》《医疗器械监督管理条

例》等。其中《病原微生物实验室生物安全管理条例》《医疗废物管理条例》《疫苗流通和预防接种管理条例》会在后面章节中进行比较详细的介绍,下面对以下几个条例做简要介绍,在监督执法中也应予以注意和了解其中与传染病防治监督相关的内容。

《突发公共卫生事件应急条例》由 2003 年 5 月 9 日国务院令第 376 号公布施行。标志着我国突发公共卫生事件应急处理工作纳入了法制化轨道。该条例明确政府负责对突发公共卫生事件应急处理的统一领导和指挥,以强化处理突发公共卫生事件的指挥系统;明确和完善了突发公共卫生事件的信息报告制度,强化了政府对突发公共卫生事件的报告责任及时限。同时明确规定任何单位和个人均有权向政府报告突发公共卫生事件;加强对突发公共卫生事件预防控制体系和应急处理能力的建设,要求县级以上地方人民政府应当建立和完善突发公共卫生事件监测和预警系统,确保其保持正常运行状态。同时还要加强对急救医疗服务网络的建设,配备和提高医疗卫生机构应对各类突发公共卫生事件的救治能力;进一步明确规定了突发公共卫生事件应急处理中专业技术机构、医疗卫生机构及有关部门、单位的职责,加大了对不按照规定履行应急处理义务、扰乱社会和市场秩序的违法行为的处罚力度。该条例提出了国家建立突发公共卫生事件应急工作制度,包括突发公共卫生事件的监测与预警制度、突发公共卫生事件的应急报告制度、突发公共卫生事件的信息公布制度、突发公共卫生事件的举报制度、突发公共卫生事件的应急处理制度、突发公共卫生事件应急处理工作督导制度、突发公共卫生事件应急处理中医疗卫生人员的补助制度等。

《国内交通卫生检疫条例》是为了控制检疫传染病通过交通工具及其乘运的人员、物资传播,防止检疫传染病流行,保障人体健康,依照《中华人民共和国传染病防治法》,于 1999 年颁布实施。该条例规定的检疫传染病是指鼠疫、霍乱以及国务院确定并公布的其他传染病。这样规定既符合传染病防治法对甲类传染病的管理要求,也与国际检疫传染病管理相一致。为了保证该条例的顺利贯彻实施和便于具体操作,根据该条例的规定,卫生部会同铁道部、交通部和民用航空总局有关卫生主管部门,共同制订和颁布了《国内交通卫生检疫条例实施方案》。

《艾滋病防治条例》由国家于 2006 年公布,明确了政府、各种团体组织和个人艾滋病防治的权利与义务,动员政府各部门、各种社会力量参与艾滋病防治工作,实现政府主导与全社会参与相结合，充分发挥社会力量在艾滋病防治工作中的作用。要求医疗工作应遵循标准防护原则，确保医疗安全，同时注意保护艾滋病病毒感染者和艾滋病病人的隐私，并不得因就诊患者是艾滋病病毒感染者或艾滋病患者，推诿或者拒绝对其其他疾病进行治疗。

《血吸虫病防治条例》由国务院于 2006 年颁布。条例明确规定了有关加强人、畜粪便管理的制度：一是推进农村改水改厕工作，加强对人的粪便的管理；二是推行对家畜舍饲圈养，加强对家畜粪便的管理。《血吸虫病防治条例》的颁布、实施，为我国血防工作走上法制化管理的轨道打下了坚实的基础。

《血液制品管理条例》由国家于 1996 年发布，2016 年进行了修订，立法目的是为预防和控制经血液途径传播的疾病，强化对原料血浆的采集、供应和血液制品的生产、经营活动的管理。

《医疗器械监督管理条例》由国家于 2014 年修订并颁布实施。该条例对卫生计生行政部门对医疗器械的使用管理提出相应的要求。

3. 部门规章

主要有《传染病疫情信息及突发公共卫生事件报告管理办法》《结核病防治管理办法》《性病防治管理办法》《医院感染管理办法》《可感染人类的

高致病性病原微生物菌(毒)种或样本运输管理规定》《医疗机构传染病预检分诊管理办法》《医疗卫生机构医疗废物管理办法》《医疗废物管理行政处罚办法》《消毒管理办法》《传染性非典型肺炎防治管理办法》《人间传染的病原微生物菌(毒)种保藏机构管理办法》。

4. 地方政府规章

主要有《上海市艾滋病防治工作条例》《上海市实施〈突发公共卫生事件应急条例〉细则》《上海市医疗废物处理环境污染防治规定》及 2017 年 11 月 29 日上海市人民政府发布的《上海市传染病防治管理办法》等。

5. 技术标准或规范

传染病防治卫生监督的标准规范有很多,涉及诸如传染病的疫情报告管理、预防接种、生物安全、医疗废物、医院消毒、消毒产品,以及应对突发公共卫生事件的应急总体预案、某种重大传染病应急的专项预案等。这些标准规范以保护公民的健康权为宗旨,需要运用自然科学知识和现代科技手段,因此往往具有鲜明的专业性和技术性。相应的技术标准或规范将在具体章节中进行详细介绍。

(1)国家和地方卫生技术标准。包括国家标准、行业标准和地方标准。国家标准如《实验室生物安全通用要求》(GB 19489)、《生物安全实验室建筑技术规范》(GB 50346)、《医院消毒卫生标准》(GB 15982)等。行业标准,如《微生物和生物医学实验室生物安全通用准则》(WS 233)、《临床实验室安全准则》(WS/T 251)、《医疗机构消毒技术规范》(WS/T 367)《医院消毒供应中心》(WS 310.1、WS 310.2、WS 310.3)。还有其他部门也颁布实施了一些标准,在监督执法中也可以引用,如《医疗废物专用包装袋、容器和警示标志标准》(HJ421)等。上海市也颁布实施了地方标准,如《医源性衣物清洗消毒及其工作场所卫生要求》(DB31/397)。

（2）国家和地方卫生技术规范。原卫生部先后发布了《医疗废物分类目录》《消毒技术规范(2002 年版)》《医疗机构口腔诊疗器械消毒技术操作规范》《内镜清洗消毒技术操作规范(2004 年版)》《血液净化标准操作规程》《血液透析器复用操作规范》《医疗机构血液透析室管理规范》等卫生规范。本市颁布实施的规范性文件,如《上海市医疗废物卫生管理规范》(沪卫监督(2007)6 号)等。

（二）传染病防治卫生监督的工作职责

《传染病防治法》第五十三条明确规定了县级以上人民政府卫生行政部门对传染病防治工作履

行监督检查的职责。具体为：

（1）对下级人民政府卫生行政部门履行本法规定的传染病防治职责进行监督检查；

（2）对疾病预防控制机构、医疗机构的传染病防治工作进行监督检查；

（3）对采供血机构的采供血活动进行监督检查；

（4）对用于传染病防治的消毒产品及其生产单位进行监督检查，并对饮用水供水单位从事生产或者供应活动以及涉及饮用水卫生安全的产品进行监督检查；

（5）对传染病菌种、毒种和传染病检测样本的采集、保藏、携带、运输、使用进行监督检查；

（6）对公共场所和有关单位的卫生条件和传染病预防、控制措施进行监督检查。

2014 年国家卫计委印发的《传染病防治卫生监督工作规范》，对省级卫生计生行政部门及其综合监督执法机构职责提出了具体要求。

（1）制定全省（区、市）传染病防治卫生监督工作规划、年度计划，以及相应工作制度；根据传染病防治卫生监督工作情况，确定年度重点监督工作；

（2）组织实施全省（区、市）传染病防治卫生监督工作及相关培训；对下级传染病防治卫生监督工作进行指导、督查；

（3）组织协调、督办、查办辖区内传染病防治重大违法案件；

（4）承担国家卫生监督抽检任务，组织实施辖区内卫生监督抽检；

（5）负责全省（区、市）传染病防治卫生监督信息管理及数据汇总、核实、分析和上报工作；

（6）承担上级部门指定或交办的传染病防治卫生监督任务。

2014 年国家卫计委印发的《传染病防治卫生监督工作规范》，对设区的市、县级卫生计生行政部门及其综合监督执法机构提出了具体要求。

（1）根据本省（区、市）传染病防治卫生监督工作规划、年度计划，结合实际，制订辖区内传染病防治卫生监督计划，明确重点监督内容并组织落实；

（2）组织开展辖区内传染病防治卫生监督培训工作；

（3）织开展辖区内医疗卫生机构预防接种、传染病疫情报告、传染病疫情控制措施、消毒隔离制度执行情况、医疗废物处置及病原微生物实验室生物安全管理等传染病防治日常卫生监督工作；

（4）组织查处辖区内传染病防治违法案件；

（5）负责辖区内传染病防治卫生监督信息的汇总、核实、分析和上报工作；

（6）设区的市对县级传染病防治卫生监督工作进行指导、督查；

（7）承担上级部门指定或交办的传染病防治卫生监督任务。

三、传染病防治卫生监督对象、内容与要求

《中华人民共和国传染病防治法》及其相关法律、法规明确规定了医疗卫生机构在传染病防治工作中所承担的责任和义务。依法对医疗卫生机构传染病防治工作进行监督检查是法律赋予各级卫生计生行政部门的重要职责，也是贯彻执行《传染病防治法》，预防和控制传染病的发生和流行，保障人民群众身体健康的一项重大任务。

（一）传染病防治卫生监督的对象

传染病防治卫生监督对象有广义上对象和狭义上对象的划分。从广义上来说，传染病防治监督主要有以下几类监管对象。

（1）各级各类医疗机构。根据《医疗机构管理条例实施细则》，其类别共分十三类，应依据《医

疗机构管理条例》和《医疗机构管理条例实施细则》的规定取得医疗机构执业许可证。

（2）各级各类疾病预防控制机构。指从事疾病预防控制活动的疾病预防控制中心以及与上述机构业务活动相同的单位。

（3）病原微生物实验室。依据《病原微生物实验室省去安全管理条例》是指从事与人有关的病原微生物菌（毒）种、样本有关的研究、教学、检测、诊断等活动的实验室。

（4）招用流动人口200人以上用人单位。依据《消毒管理办法》第十五条规定，"招用流动人员200人以上的用工单位，应当对流动人员集中生活起居的场所及使用的物品定期进行消毒"。

（5）消毒产品生产经营使用单位。依据《消毒管理办法》生产经营使用消毒剂、消毒器械（含生物指示物、化学指示物和灭菌物品包装物）、卫生用品和一次性使用医疗用品的单位。

（6）学校及托幼机构。依据《消毒管理办法》第十一条规定，托幼机构应当健全和执行消毒管理制度，对室内空气、餐（饮）具、毛巾、玩具和其他幼儿活动的场所及接触的物品定期进行消毒。《学校卫生工作条例》规定学校应当认真贯彻执行传染病防治法律、法规，做好急、慢性传染病的预防和控制管理工作，同时做好地方病的预防和控制管理工作。

（7）公共场所。依据《公共场所卫生管理条例》，共涉及 7 类 28 种公共场所。

（8）采供血机构。分为血站和单采血浆站。血站不以营利为目的，采集、提供临床用血的公益性卫生机构。一般分为包括血液中心、中心血站、中心血库的一般血站和包括脐带血造血干细胞库、国家卫生计生委根据医学发展需要批准、设置的其他类型血库的特殊血站。

（9）殡仪馆。依据《消毒管理办法》第十四条规定，殡仪馆、火葬场内与遗体接触的物品及运送遗体的车辆应当及时消毒。

（10）消毒服务机构。依据《消毒管理办法》第四十六条规定，指为社会提供可能被污染的物品及场所、卫生用品和一次性使用医疗用品等进行消毒与灭菌服务的单位。主要包括餐饮具消毒服务机构、医院消毒供应社会服务机构。

（11）加工、出售、运输被传染病病原体污染或者来自疫区可能被传染病病原体污染的皮毛的单位。

（12）生活饮用水。包括集中式供水单位、二次供水单位等。

（13）从事早教、儿童看护、护工、产后护理、家政等工作的人员。根据《上海市传染病防治管理办法》的规定,用人单位录用从事上述工作的人员时,应当查验其健康状况,并在录用后定期组织健康检查。劳务中介企业在介绍从事上述规定工作的人员时,应当查验其健康状况。从事上述工作的人员出现健康状况不符合岗位要求情形的,应当主动告知所在单位,所在单位在其治愈前,不得安排其从事原岗位工作。

2013 年,国家卫生和计划生育委员会颁布了《国家卫生计生委关于切实加强综合监督执法工作的指导意见》(国卫监督发〔2013〕40 号)以及《传染病防治卫生监督工作规范》(国卫监发〔2014〕44 号)都对传染病防治卫生监督内容进行了明确,明确为对医疗机构、采供血机构、疾病预防控制机构的监督检查。因此,目前传染病防治卫生监督主要是指狭义上的对象。从狭义上来划分,传染病防治卫生监督对象主要为三类,主要是医疗机构、疾病预防控制机构、采供血机构。对医疗卫生机构的传染病防治卫生监督,是各级综合监督执法机构的重点。

(二)传染病防治卫生监督的内容

2010 年,原卫生部印发《传染病防治日常卫生监督工作规范》(卫监督发〔2010〕82 号),以规范各级卫生行政部门及其卫生监督机构开展传染病防治日常卫生监督。2013 年,机构改革后的国家卫生和计划生育委员会颁布了《国家卫生计生委关于切实加强综合监督执法工作的指导意见》(国卫监督发〔2013〕40 号),对传染病防治卫生监督内容明确为对医疗机构、采供血机构、疾病预防控制机构的预防接种、传染病信息报告、疫情控制措施、消毒隔离制度执行情况、医疗废物处置情况和菌(毒)种管理情况等监督检查,并查处违法行为。2014 年,国家卫计委印发的《传染病防治卫生监督工作规范》(国卫监发〔2014〕44 号),重点对医疗机构、疾控机构、采供血机构的传染病防治卫生监督的主要内容和方法进行了规定,即预防接种的卫生监督、传染病疫情报告的卫生监督、传染病疫情控制的卫生监督、消毒隔离制度执行情况的卫生监督、医疗废物处置的卫生监督和病原微生物实验室生物安全管理的卫生监督六大项监督内容。

(1)预防接种的监督。主要检查预防接种单位预防接种的管理组织与制度,接种单位和人员的资质情况,接种门诊的设置,接种单位疫苗公示、接种告知(询问)的情况,疫苗的接收、购进、分发、供应、使用登记和报告情况,预防接种异常反应或者疑似预防接种异常反应的处理和报告情况。检查疾病预防控制机构依法履行在实施计划免疫、负责疫苗的使用管理中的职责；疫苗的购进、保管、储存、分发、供应和运输的管理。

（2）传染病疫情报告的卫生监督。主要检查医疗机构建立传染病疫情报告的管理组织、制度及依法履行传染病疫情报告、日常管理和质量控制的情况。检查疾病预防控制机构及时对辖区网络直报的传染病疫情信息审核确认，并开展疫情分析、调查与核实的情况以及履行与相关部门传染病疫情信息通报职责的情况。检查采供血机构建立传染病疫情报告的管理组织、制度及依法履行传染病疫情报告与管理职责的情况。

（3）传染病疫情控制的卫生监督。主要检查医疗机构建立传染病预检、分诊制度及感染性疾病科或分诊点的设置和运行情况；对传染病病人、疑似传染病病人提供诊疗情况；消毒隔离措施落实和对传染病病原体污染的污水、污物、场所和物品的消毒处理情况。检查疾病预防控制机构依法履行传染病监测职责的情况；发现传染病疫情时，依据属地管理原则及时采取传染病控制措施的情况。

（4）消毒隔离制度执行情况的卫生监督。主要检查医疗机构建立消毒管理组织、制度及落实情况；对医疗卫生人员的培训情况；医疗用品、器械的消毒、灭菌和开展的效果检测情况；消毒产品的管理情况；对传染病病人、疑似传染病病人消毒隔离措施落实情况。检查疾病预防控制机构、采供血机构消毒管理工作的部门及制度建立和执行情况；医疗卫生人员接受消毒、隔离技术培训，掌握消毒隔离知识、执行消毒隔离制度的情况；定期开展消毒与灭菌效果检测的情况；医疗用品和器械的消毒、灭菌情况；消毒产品进货检查验收、使用和管理情况。

（5）医疗废物处置的卫生监督。主要检查医疗卫生机构医疗废物管理组织、制度、应急方案的建立和落实情况；对从事医疗废物分类收集、运送、暂时贮存工作人员的职业卫生安全防护和培训情况；医疗废物分类收集、贮存、处置、转运、登记的情况；不具备集中处置医疗废物条件所在地的农村医疗卫生机构自行就地处置医疗废物的情况。

（6）病原微生物实验室生物安全管理的卫生监督。主要检查一、二级病原微生物实验室的备案和三、四级病原微生物实验室开展高致病性病原微生物实验活动的资格；从事实验活动的人员培训、考核及上岗持证情况；管理制度、应急预案的制定和落实情况；开展实验活动情况；实验档案建立和保存情况；菌（毒）种和样本的采集、运输和储存情况。

（三）传染病防治卫生监督的基本要求

1. 执法前的准备

应当明确传染病防治卫生监督任务、方法、要求，明确检查重点，根据需要准备现场笔录、卫生监督意见书、询问笔录、证据登记先行保存等执法文书以及照相机等取证工具，同时，更重要的传染病防治卫生监督要根据本次监督的对象和内容做好安全防护和现场快速检测与采样的准备工作。

（1）检查安全防护装备，做好安全防护。在传染病防护防治监督执法中，卫生监督员经常要进入病原微生物实验室、感染性疾病科、负压病房等污染场所。为此，在开展监督执法前，卫生监督员应根据本次监督执法的内容和要求，配备和准备手套、消毒剂、工作帽、口罩、隔离衣、工作鞋等物品，确保不受微生物或病人体液、血液等的污染。

（2）涉及现场检测和采样的，应落实专人负责采样工具和现场快速检测仪器的准备，如采样棉签、采样试管、琼脂平板、生物指示剂、PCD检测装置、消毒液浓度试纸、电导仪、紫外线强度检测仪、ATP生物荧光检测仪等，并做好样品登记、存放、转运、送检等衔接工作。必要时，可协请专业检测机构专业人员协助采样。

2. 现场监督的方法

在对医疗卫生机构实施传染病防治卫生监督时,可以通过查阅材料、现场查看、询问、现场快速监测或采样、送检的方法,对医疗卫生机构落实传染病防治措施情况进行监督执法。

(1)查阅材料。

主要检查各项制度的建立和完善、资质证明材料、消毒灭菌的记录和证明材料等。《传染病防治法》及其相关法规、规章都规定了医疗卫生机构必须建立相应的组织、制度。如通过查阅门诊日志、实验室和影像资料阳性结果、传染病报告卡、传染病报告登记和传染病疫情网络直报信息等资料,可以核查医疗机构是否未按照规定报告传染病疫情或隐瞒、谎报、缓报传染病信息报告的情况。查阅医疗机构消毒与灭菌效果检测记录或检测报告,判定其是否按规定定期开展检测,检测结果不合格的有无整改等。通过查阅医疗机构对医护人员的培训资料和检查医疗卫生机构的一些证明材料,来判定是否对医护人员进行了相关的培训以及其在开展工作中是否具备资质,如预防接种单位和人员的资质,《疫苗流通和预防接种管理条例》规定接种单位应具有执业许可证件,具有经过县级卫生行政部门组织的预防接种专业培训并考核合格的执业医师、执业助理医师、护士或者乡村医生;接受或购进疫苗的批次检验合格或审核批准证明,消毒产品的生产企业卫生许可证、批件(卫生安全评价报告)等。

（2）现场查看。

检查医疗卫生机构是否根据传染病防治和医院感染控制需要,落实相关卫生措施。一是其建筑布局和消毒隔离设施的配置情况,如《医院消毒卫生标准》(GB 15982)规定医院的建筑布局和消毒隔离设施的要求;《医疗废物管理条例》对医疗废物的暂存设施、《疫苗流通和预防接种管理条例》对疫苗的储存设施等均设置了具体的规定。二是现场查看工作人员行为是否符合规定的工作流程要求,如消毒人员对内镜的清洗消毒流程、消毒剂的配制和使用等。

（3）调查询问。

在查处医疗卫生机构违反法规的案件时,询问是调查取证的重要环节,通过询问工作人员和管理人员,调查了解其对传染病防治相关知识的掌握和工作流程的规范性等,如通过对医疗废物收集人员的询问,了解医疗机构是否对其进行了专业培训。

（4）现场快速检测或采样、送检。

通过现场快速检测可对医疗卫生机构消毒卫生进行初步的判断。如使用紫外线强度仪测定紫外线的辐射照度;用余氯测定仪,或含氯指示剂测定含氯消毒剂有效氯浓度是否达到标签说明书标注的原液有效氯含量或允许使用浓度,使用戊二醛浓度指示卡对标识有效期内戊二醛有效成分含量、使用期间戊二醛含量进行监测等。也可由检验检测机构人员或卫生监督员采样,送有资质的实验室检测的方法,对医疗机构使用的消毒灭菌器械、消毒剂的卫生质量进行抽检,消毒效果进行监督监测。卫生监督员做好样品的采样记录。

   3. **违法行为处理**

   在对医疗卫生机构违反传染病防治管理行为依据《传染病防治法》等相关法律法规进行处罚的同时,也应依法对医务人员进行处理。《执业医师法》(2009年修订)第三十七条规定:医师在执业活动中,违反卫生行政规章制度或技术操作规范,造成严重后果的;使用未经批准使用的药品、消毒药剂和医疗器械的;泄露患者隐私,造成严重后果的;由县级以上人民政府卫生行政部门给予警告或者责令暂停六个月以上一年以下执业活动的;情节严重的,吊销执业证书。《护士管理条例》(2008)第三十一条规定:护士发现医嘱违反法律、法规、规章或者诊疗技术规范的规定,未依照本条例第十七条的规定提出或者报告的;泄露患者隐私的;由县级以上地方人民政府卫生主管部门依据职责分工责令改正,给予警告;情节严重的,暂停其六个月以上一年以下执业活动,直至由原发证部门吊销其护士执业证书。

在对违法行为处理的时,传染病防治卫生监督亦要依据卫生计生行政部门要求,落实行政控制措施,依据传染病防治法及其行政法规主要有如下 12 项行政强制:发现被传染病病原体污染的公共饮水源、食品以及相关物品,封存食品或相关物品;控制传染病传播或环境污染的事故有可能发生的现场;消毒或销毁被污染的场所、物品;查封或暂扣涉嫌违反《医疗废物条例》规定的场所、设备、运输工具和物品;暂停销售被传染病病原体污染的食品以及相关物品;对检疫传染病病人、病原携带者、疑似检疫传染病病人和其他密切接触者,实施临时隔离、医学检查及其他应急医学措施;封存有证据证明可能被艾滋病病毒污染的物品;医疗废物处置不当的临时措施;对高致病性病原微生物菌(毒)种或者样本的容器或者包装材料采取必要的控制措施;由公安机关依法协助执行在突发事件中需要隔离治疗、医学观察措施的病人、疑似病人和传染病病人密切接触者的医学措施;对出入检疫传染病疫区的交通工具及其承运人员、物资采取交通卫生检疫措施。

此外,传染病防治管理违法行为还会涉及刑

事责任,对医疗机构和医务人员进行行政处罚同时,也要考虑到行刑衔接的问题,涉及违法犯罪的必须及时移送司法机关进行处理。传染病防治涉及的罪名也比较多,有妨害传染病防治罪;传染病防治失职罪;渎职罪;玩忽职守罪;传染病菌种、毒种扩散罪;传播性病罪;投放危险物质罪;非法制造、买卖、运输、储存危险物质罪;盗窃、抢夺危险物质罪和抢劫危险物质罪;投放虚假危险物质罪和编造、故意传播虚假恐怖信息罪;妨害国境卫生检疫罪等等。

参考文献

[1] 李立明.流行病学第五版[M].北京:人民卫生出版社,2005.

[2] 朱新力,王国平.卫生法学[M].北京:人民出版社,2000.

[3] 卫生部卫生监督局,复旦大学卫生发展战略研究中心.卫生监督体系三年建设情况评价研究报告[M].北京:人民卫生出版社,2008.

[4] 国务院法制办公室,卫生部《传染病防治法》修订小组.中华人民共和国传染病防治法释义[M].北京:中国法制出版社,2004.

模块二
传染病报告卫生监督

课程二 传染病报告基本知识

一、法定传染病报告内容、
程序、方式和时限

（一）法定传染病种类

2004年新修改的《传染病防治法》规定法定报告传染病是3类37种，由于近年来新发传染病的不断出现威胁着人民群众的身体健康，2008年国家将手足口病纳入法定传染病，2009年将甲型H1N1流感纳入法定传染病，2013年又对分类和病种调整为3类39种。根据国家卫计委2015制定的《传染病信息报告管理规范（2015年版）》要求，要求进行报告的传染病种类如下：

1. 法定传染病

（1）甲类传染病：鼠疫、霍乱。

（2）乙类传染病：传染性非典型肺炎、艾滋病（艾滋病病毒感染者）、病毒性肝炎、脊髓灰质炎、人感染高致病性禽流感、麻疹、流行性出血热、狂犬病、流行性乙型脑炎、登革热、炭疽、细菌性和阿米巴性痢疾、肺结核、伤寒和副伤寒、流行性脑脊髓膜炎、百日咳、白喉、新生儿破伤风、猩红热、布鲁氏菌病、淋病、梅毒、钩端螺旋体病、血吸虫病、疟疾、人感染 H7N9 禽流感。

（3）丙类传染病：流行性感冒、流行性腮腺炎、风疹、急性出血性结膜炎、麻风病、流行性和地方性斑疹伤寒、黑热病、包虫病、丝虫病，除霍乱、细菌性和阿米巴性痢疾、伤寒和副伤寒以外的感染性腹泻病、手足口病。

（4）国家卫生计生委决定列入乙类、丙类传染病管理的其他传染病和按照甲类管理开展应急监测报告的其他传染病。

2. 其他传染病

省级人民政府决定按照乙类、丙类管理的其他地方性传染病和其他暴发、流行或原因不明的传染病。

3. 不明原因肺炎病例和不明原因死亡病例等重点监测疾病

（二）报告内容、程序、方式与内容

（1）填卡：传染病报告实行属地化管理，责任报告人在首次诊断上述传染病病人、疑似传染病病人和规定报告的传染病病原携带者后,应立即填写传染病报告卡。报告卡填写信息包括:姓名(家长姓名)、身份证号、性别、出生日期、工作单位联系电话、现住地址、职业、病例分类、发病日期、诊断日期、死亡日期、疾病名称、订正病名、报告单位、报告人、填卡日期等。

医疗机构传染病报告卡由首诊医生或其他执行职务的人员负责填写。现场调查时发现的传染病病例,由属地医疗机构诊断并填写报告卡;采供血机构发现阳性病例也应填写报告卡。

(2)传染病疫情信息网络直报,医疗卫生机构负责疫情报告管理的人员接到传染病报告卡后进行网络直报,没有条件实行网络直报的医疗机构,在规定的时限内将传染病报告卡报告属地乡镇卫生院、城市社区卫生服务中心或县级疾病预防控制机构,同时传真或寄送传染病报告卡至代报单位。

(3)艾滋病、结核病、性病、鼠疫、手足口病、流感、禽流感等实行专病网络直报。

(4)乡镇卫生院、城市社区卫生服务中心负责收集和报告责任范围内的传染病信息。

(5)军队医疗卫生机构向社会公众提供医疗服务时,发现传染病疫情,应当按照规定进行传染病网络报告或数据交换。

(三) 报告时限

责任报告单位和责任疫情报告人发现甲类传染病和乙类传染病中的肺炭疽、传染性非典型肺炎等按照甲类管理的传染病人或疑似病人时,或发现其他传染病和不明原因疾病暴发时,应于2小时内将传染病报告卡通过网络报告。

对其他乙、丙类传染病病人、疑似病人和规定报告的传染病病原携带者在诊断后,应于24小时内进行网络报告。

不具备网络直报条件的医疗机构及时向属地乡镇卫生院、城市社区卫生服务中心或县级疾病预防控制机构报告,并于24小时内寄送出传染病报告卡至代报单位。

二、本市传染病报告基本状况和管理模式

(一) 卫生和计划生育委员会(以下简称"卫生计生委")

负责辖区内传染病信息报告工作的管理。

(1) 按照国家和本市传染病信息报告管理规范相关要求,各级卫生计生委负责本行政区域内传染病信息报告工作的管理,建设和完善本行政区域内传染病信息网络报告系统,并为系统正常

运行提供政策、经费保障条件。包括网络接入、与互联网安全隔离的虚拟专网(VPN)建设、用户第三方身份认证(数字证书)、设备维护和更新、现场技术指导、质量评估与技术培训等经费。

（2）依据相关法律法规规定,结合本行政区域的具体情况,组织制定传染病信息报告工作实施方案,落实传染病信息报告工作。

（3）定期组织并参与开展对各级医疗卫生机构传染病信息报告、管理等工作监督检查。监督检查结果要及时进行通报。

（4）市卫生计生委根据传染病疫情和疾病预防控制工作的需要,可调整传染病监测报告病种和内容。

（5）各区卫生计生委应积极推进传染病信息报告和管理的信息化建设,建立区域卫生信息平台,规范采集和交换数据,并为平台的正常运行提供保障条件。

（二）医疗机构

负责机构内传染病信息的登记、报告和管理。

（1）落实首诊负责制,尽早发现传染病疑似病例/病例和疑似聚集性发病/聚集性发病,落实规范诊断和信息报告,发挥传染病防控"第一道防线"作用。

（2）制定传染病报告工作流程，明确各相关科室在传染病信息报告管理工作中的职责，建立健全传染病诊断、登记、报告、培训、质量管理和自查等制度。

（3）按照国家和本市传染病信息报告管理工作要求和相关标准，建设和完善本单位信息管理系统，规范采集和交换数据。

（4）确立或指定具体部门和专（兼）职人员负责传染病信息报告管理工作。二级及以上医疗机构必须配备2名或以上专（兼）职人员，二级以下医疗机构至少配备1名专（兼）职人员。一级及以上医疗机构应配备传染病信息报告专用计算机和相关网络设备，保障疫情报告及其管理工作。有条件的社区卫生服务站、门诊部也应配备专（兼）用计算机和相关网络设备，积极开展传染病信息网络直报。

（5）负责对本单位相关医务人员进行传染病诊断标准和信息报告管理技术等内容的培训。

（6）负责本单位传染病信息报告的日常管理、信息核实、审核检查、网络报告（数据交换）和质量控制，定期对本单位报告的传染病情况及报告质量进行分析汇总和通报，协助和接受疾病预防控制机构开展传染病疫情调查和信息报告质量考核与评估。

（7）承担基本公共卫生服务项目任务的基层医疗卫生机构履行以上职责的同时，负责收集和报告责任范围内的传染病信息，并在区级疾病预防控制机构指导下，承担本辖区内不具备网络直报条件的责任报告单位报告的传染病信息网络报告。

（三）采供血机构

负责对献血人员进行登记。按《艾滋病和艾滋病病毒感染诊断标准》对最终检测结果为阳性病例进行网络报告。

（四）疾病预防控制机构

负责辖区内传染病信息报告工作的日常管理和技术支持等。

（1）负责辖区的传染病信息报告业务管理、技术指导、人员培训，实施传染病信息报告管理规范和相关方案，建立健全传染病信息报告管理组织和制度。

（2）负责辖区的传染病信息的收集、分析利用和反馈。动态监控辖区传染病报告信息，对疫情变化态势进行分析，预测传染病发生、流行趋势，及时调查核实异常情况或重点传染病疫情。

（3）定期开展对辖区传染病信息报告质量工作评估和考核。负责对本辖区信息报告网络系统的维护,提供技术支持。各级疾病预防控制机构负责对网络直报系统运行的网络接入环境、基本信息、标准编码(如行政区划、机构、人口数据、用户等)进行维护和管理。已实现与国家数据中心直接数据交换的区域卫生信息平台或医疗机构属地的疾病预防控制中心网络直报管理人员应每日监控交换平台的运行情况。

（4）负责对辖区的传染病信息分析相关数据备份,确保报告数据安全。备份数据包括个案信息、统计报表,应定期保存至本地硬盘或其他介质,或者通过数据交换方式将属地数据实时同步至本地。

（5）负责对辖区内医疗机构和其他责任报告单位报告传染病信息的审核;承担辖区内不具备网络直报条件的责任报告单位报告的传染病信息的网络直报,指导本辖区承担基本公共卫生服务项目任务的基层医疗卫生机构对不具备网络直报条件的责任报告单位报告的传染病信息进行网络报告。

（五）卫生计生委监督所

负责传染病信息报告工作的监督检查,对存在违法违规行为的单位或个人依法进行查处。

按照卫生计生委要求,对辖区传染病信息报告开展督导检查。

课程三　传染病报告卫生监督

一、传染病报告卫生监督
检查依据、内容与方法

(一) 执法依据

包括国家法律、法规、部门规章、地方政府规章、规范性文件和国家标准

1. 法律

《中华人民共和国传染病防治法》

2. 法规

《突发公共卫生事件应急条例》(2003 年 5 月 9 日发布)第二十条、第二十一条、第五十条、第五十一条。

3. 部门规章

《突发公共卫生事件与传染病疫情监测信息报告管理办法》(卫生部令第 37 号)(2003 年 11 月 7 日发布)

关于修改《突发公共卫生事件与传染病疫情

监测信息报告管理办法》的通知（国卫办疾控发〔2006〕332号）（2006年8月22日发布）

《传染病信息报告管理规范（2015年版）》（国卫办疾控发〔2015〕53号）

《国家突发公共卫生事件相关信息报告管理规范（试行）》（卫办应急发〔2005〕288号）（2006年1月1日发布）

《传染病防治监督工作规范》（卫监督发〔2014〕44号）（2010年7月14日发布）

4. 地方政府规章

《上海市传染病防治管理办法》（上海市人民政府令第60号）（2017年11月29日发布）

5. 规范性文件

《关于将手足口病纳入法定传染病管理的通知》（卫发明电〔2008〕第30号）（2008年5月3日发布）

《关于将甲型H1N1流感（原称人感染猪流感）纳入〈中华人民共和国传染病防治法〉和〈中华人民共和国国境卫生检疫法〉管理的公告》（卫生部公告2009年第8号）（2009年4月30日发布）

《国家卫生计生委关于调整部分法定传染病病种管理工作的通知》（国卫疾控发〔2013〕28号）（2013年11月4日发布）

《国家卫生计生委办公厅关于调整肺结核传染

病报告分类的通知》(国卫办疾控函〔2017〕600 号)

6. 有关标准

《丝虫病》GB 15985 - 1995

《血吸虫病》GB 15977 - 1995

《疟疾》GB 15989 - 1995

《包虫病》GB 17013 - 1997

《鼠疫诊断标准》WS 279 - 2008

《霍乱诊断标准》WS 289 - 2008

《传染性非典型肺炎诊断标准》WS 286 - 2008

《人感染高致病性禽流感诊断标准》WS 284 - 2008

《甲型 H1N1 流感诊疗方案》(2009 年第三版)

《艾滋病和艾滋病病毒感染诊断标准》WS 293 - 2008

《甲型病毒性肝炎诊断标准》WS 298 - 2008

《乙型病毒性肝炎诊断标准》WS 299 - 2008

《丙型病毒性肝炎诊断标准》WS 213 - 2008

《丁型病毒性肝炎诊断标准》WS 300 - 2008

《戊型病毒性肝炎诊断标准》WS 301 - 2008

《脊髓灰质炎诊断标准》WS 294 - 2008

《麻疹诊断标准》WS 296 - 2008

《流行性出血热诊断标准》WS 294 - 2016

《狂犬病诊断标准》WS 281 - 2008

《流行性乙型脑炎诊断标准》WS 214 - 2008

《登革热诊断标准》WS 216－2008

《炭疽诊断标准》WS 283－2008

《细菌性和阿米巴性痢疾诊断标准》WS 287－2008

《肺结核诊断标准》WS 288－2008

《伤寒和副伤寒诊断标准》WS 280－2008

《流行性脑脊髓膜炎诊断标准》WS 295－2008

《百日咳诊断标准》GB 15998－1995

《白喉诊断标准》WS 275－2007

《新生儿破伤风诊断标准》WS 272－2007

《猩红热诊断标准》WS 282－2008

《布鲁氏菌病诊断标准》WS 269－2008

《淋病诊断标准》WS 268－2007

《梅毒》WS 273－2007

《钩端螺旋体诊断标准》WS 290－2008

《流行性感冒诊断标准》WS 285－2008

《流行性腮腺炎诊断标准》WS 270－2007

《风疹诊断标准》WS 297－2008

《麻风病诊断标准》WS 291－2008

《流行性和地方性斑疹伤寒诊断标准》WS 215－2008

《黑热病诊断标准》WS 258－2006

《感染性腹泻诊断标准》WS 271－2007

《急性出血性结膜炎诊断标准》WS 217－2008

(二) 监督检查内容和方法

这部分内容根据监督对象不同分为医疗机构、疾病预防控制机构和采供血机构疫情报告监督检查内容与方法。

1. 医疗机构

医疗机构传染病疫情报告监督检查重点内容包括：一是建立传染病疫情报告的管理组织、制度情况；二是依法履行传染病疫情报告情况；三是日常管理和质量控制的情况。

（1）建立传染病疫情报告的管理组织、制度情况。

① 检查内容

确定专门的部门和人员承担传染病疫情报告管理工作。

配备必要的设备包括电脑、网络、传真电话等保证突发公共卫生事件和疫情监测信息的及时报送。

建立健全传染病疫情报告管理制度，包括传染病诊断、报告、登记、自查、奖惩、培训等工作制度建立情况。

② 检查方法

查阅设置疫情报告管理部门或明确疫情报告管理职责分工的文件资料，核查专职疫情报告人员。

查阅传染病报告管理制度，查看内容是否包

括传染病诊断、登记、报告、异常信息快速反馈、自查、奖惩、培训等。

检查传染病疫情网络直报专用设备及运转情况及设备维护记录；

考查专职疫情报告人员现场演示传染病网络直报操作。

（2）依法履行传染病疫情报告情况。

① 检查内容

登记和报告：医疗机构应当使用门（急）诊日志、检验（查）登记簿、出入院登记和传染病登记本；医务人员对发现的传染病疫情或检验检测异常信息应进行登记，同时填写《传染病报告卡》或快速向相关人员进行反馈，传染病报告卡由首诊医生或其他执行职务的人员负责填写，将《传染病报告卡》交至医疗机构疫情管理部门由专（兼）职的疫情报告人员在规定的时限内进行网络报告。对不具备网络直报条件的，应当将传染病报告卡交由所在地的疾病预防控制机构代报，并做好备案。门诊部、诊所、卫生所（室）等应按照规定时限，以最快通讯方式向发病地疾病预防控制机构进行报告，并同时报出传染病报告卡。

资料保存：医疗机构的《传染病报告卡》及传染病报告记录应当保存 3 年。不具备网络直报条件的医疗机构，其传染病报告卡由收卡单位保存，原报告单位必须进行登记备案。

②检查方法

现场查阅感染性疾病门诊、传染病科、急诊科、内科、儿科、皮肤(性)病科、妇(产)等临床科室门诊日志,发现传染病或疑似传染病病人信息与传染病报告登记本、传染病报告卡、网络报告信息核对,核查有无隐瞒、谎报、缓报传染病疫情。

现场查阅辅助检查科室(放射、检验等)登记本中传染病阳性检验或影像结果记录,发现传染病或疑似传染病病人信息与传染病报告登记本、传染病报告卡、网络报告信息核对,核查有无隐瞒、谎报、缓报传染病疫情。

现场查阅出入院登记簿中住院病人的相关信息,发现传染病或疑似传染病病人信息,与传染病报告登记本、传染病报告卡、网络报告信息核对,核查有无隐瞒、谎报、缓报传染病疫情。

对已建立 HIS 系统的医疗机构,可现场查阅该单位临床科室门诊日志、出入院登记簿、影像科室的影像登记簿等 HIS 装订材料或备份电子材料,与传染病报告卡、网络报告信息核对,核查有无隐瞒、谎报、缓报传染病疫情。

对不具备网络直报条件的县级以下医疗机构,还要查阅传染病报告登记记录(或传染病报告卡的备案记录、相关电话记录等),与疾病预防控制机构收到的报告卡及网络报告信息核对,核查该医疗机构有无隐瞒、谎报、缓报传染病疫情。

现场抽查近3年来的传染病报告卡或备案记录是否存在缺失或损毁。

（3）日常管理和质量控制。

① 检查内容

质量控制:传染病报告卡录入人员对收到的传染病报告卡必须进行错项、漏项、逻辑错误等检查,对有疑问的报告卡必须及时向填卡人核实;在同一医疗卫生机构发生报告病例诊断变更、已报告病例死亡或填卡错误时,应及时进行订正报告,并重新填写传染病报告卡,卡片类别选择订正项,并注明原报告病名;对报告的疑似病例,应及时进行排除或确诊;每日对报告信息进行查重,对重复报告信息进行删除。

日常管理:医疗机构应将传染病信息报告管理工作纳入工作考核范围,定期对医疗机构内部疫情报告情况进行自查,并对自查结果与奖惩制度挂钩。

培训:医疗机构应对临床医生、新上岗人员等定期开展传染病疫情报告管理及突发公共卫生事件报告管理专业培训和考核。

② 检查方法

现场抽查保存的《传染病报告卡》填写有无错

项、漏项、逻辑错误;有无订正报告卡;有无查重、补报等工作记录。

查阅开展传染病疫情报告管理内部自查的记录和奖惩制度的执行记录资料。

查阅医疗机构定期对临床医生、新上岗人员等开展传染病疫情报告管理及突发公共卫生事件报告管理专业培训和考核培训记录,如签到簿、培训教材、试卷等。

现场检查上述医护、检验等卫生技术人员传染病疫情报告相关知识掌握情况。

2. 疾病预防控制机构

疾病预防控制机构传染病疫情报告监督检查重点内容包括:一是建立传染病疫情报告的管理组织、制度情况;二是依法履行传染病疫情报告、日常管理和质量控制的情况;三是及时对辖区内的传染病疫情信息审核确认,并开展疫情分析、调查与核实的情况;四是依法履行与相关部门传染病疫情信息通报职责的情况。

(1)建立传染病疫情报告的管理组织、制度情况。

① 检查内容

应当设置疫情报告管理部门,配备专业人员;

配备专用传染病疫情网络报告设备及运行情况;

建立传染病疫情报告制度、疫情值班制度、疫情通报制度、疫情应急处置等相关制度情况。

② 检查方法

查阅设置疫情报告管理部门,以及疫情报告管理职责分工的文件,核查专职疫情报告人员。

现场检查疫情网络直报设备,检查传染病疫情网络报告系统的运转、连接是否正常,查看疫情报告人员现场演示报告卡的审核确认、查重以及疫情数据导出的情况。

抽查传染病疫情网络使用记录,疫情报告设备的维护记录。

查阅是否建立传染病疫情报告制度、疫情值班制度、疫情通报制度、疫情应急处置制度等制度。

(2)依法履行传染病疫情报告、日常管理和质量控制的情况。

① 检查内容

登记和报告:县(区)级疾病预防控制机构收到无网络直报条件责任报告单位报送的传染病报告卡后,应于2小时内通过网络直报;接到医疗机构以外的单位和个人报告的传染病疫情,经审核确认后进行登记和报告。

设置专门的举报、咨询热线电话,接受突发公共卫生事件和疫情的报告、咨询和监督。

日常管理和质量控制的情况：各级疾病预防控制机构制定传染病信息报告工作考核方案，并定期对辖区内医疗机构进行指导与考核。

培训与指导情况：定期对下级疾病预防控制机构工作人员进行业务培训；对辖区内医院和下级疾病预防控制机构疫情报告和信息网络管理工作进行技术指导。

② 检查方法

现场抽取区级疾病预防控制机构收到无网络直报条件责任报告单位报送的传染病报告卡及传染病疫情电话登记，与网络系统直报信息核对核查该疾控机构有无隐瞒、谎报、缓报传染病疫情。

核查无网络直报条件责任报告单位传染病报告登记记录（或传染病报告卡的备案记录、相关电话记录等），与疾病预防控制机构收到的报告卡或传染病疫情电话登记及网络报告信息核对，核查该疾控机构有无隐瞒、谎报、缓报传染病疫情。

查阅疾病预防控制机构定期对下级疾病预防控制机构工作人员进行有关传染病疫情报告及突发公共卫生事件报告工作的培训记录，如签到簿、培训教材、试卷等。

查阅对辖区内医院和下级疾病预防控制机构疫情报告和信息网络管理工作进行技术指导的记

录和资料。

现场检查专门的举报、咨询热线电话是否畅通，有无电话记录。

（3）传染病疫情信息审核确认，并开展疫情分析、调查与核实的情况。

① 检查内容

传染病疫情审核确认及分析：县（区）级疾病预防控制机构疫情管理人员应当对本行政区域内的传染病报告卡登录系统进行审核确认并查重；必须每日对通过网络报告的传染病疫情进行动态监控，省级以上疾病预防控制机构须按周、月、年进行动态分析报告。当有甲类或按甲类管理及其他重大传染病疫情报告时，随时作出专题分析和报告。市（地）和县（区）级疾病预防控制机构，根据当地卫生计生行政部门工作需要，建立地方疫情分析制度。

传染病疫情调查与核实：发现甲类传染病及按甲类管理的乙类传染病病人、疑似病人和病原携带者，以及国家规定按甲类管理的其他乙类传染病和突发原因不明的传染病；不明原因肺炎或不明原因死亡病例；聚集性的不明原因病例；可能的传染病爆发疫情等情况时，要进一步核实该报告信息的真实性，如情况属实，应当于核实后 2 小时内尽快通过网络对报告信息予以确认，并及时报告。

② 检查方法

查阅传染病疫情审核记录,查看是否按要求登录报告系统核实、查重。抽查疫情报告单位报送的传染病报告卡,登录传染病疫情报告系统核查传染病报告核实、查重记录。

先采集传染病疫情网络报告信息再到疫情报告单位核查传染病报告卡信息。

查阅各类常规和定期疫情动态分析报告和专题分析报告等文字资料。

现场抽查疾病预防控制机构开展疫情调查表的相关资料,查看疫情值班记录、电话记录,内容是否包括报告人、接报人,处理情况和结果等。查阅调查表、调查报告或结案小结等资料。

(4)履行与相关部门传染病疫情信息通报职责的情况。

① 检查内容

通报的制度和流程:应当建立与相关部门传染病疫情信息通报的工作制度和疫情信息通报的工作流程。

通报疫情信息:国境口岸所在地卫生计生行政部门指定的疾病预防控制机构和港口、机场、铁路等疾病预防控制机构及国境卫生检疫机构,发现国境卫生检疫法规定的检疫传染病时,应当互相通报疫情。发现人畜共患传染病时,当地疾病预防控制机构和农、林部门应当互相通报疫情。

② 检查方法

查阅与相关部门传染病疫情通报制度、流程等。

查阅与港口、机场、铁路疾病预防控制机构以及国境卫生检疫机关互相通报甲类传染病疫情的记录。

查阅与动物防疫机构互相通报动物间和人间发生的人畜共患传染病疫情以及相关信息的记录。

3. 采供血机构

采供血机构包括各级各类血站和单采血浆站。采供血机构疫情报告内容为 HIV 抗体检测两次初筛阳性结果报告。

采供血机构传染病疫情报告监督检查重点内容:一是建立传染病疫情报告的管理组织、制度情况;二是依法履行 HIV 抗体检测两次呈阳性献血者(或供血浆者)信息报告的情况;三是日常管理和质量控制的情况。

(1)建立传染病疫情报告的管理组织、制度情况。

① 检查内容

确定专门的部门和人员承担传染病疫情报告

管理工作;

配备必要的设备包括电脑、网络、传真电话等保证突发公共卫生事件和疫情监测信息的及时报送;

建立健全传染病疫情报告管理制度,包括 HIV 抗体检测两次呈阳性献血者(或供血浆者)信息登记、报告、自查、奖惩、培训等工作制度建立情况。

② 检查方法

查阅设置疫情报告管理部门或明确疫情报告管理职责分工的文件资料,核查专职疫情报告人员;

查阅传染病报告管理制度,查看内容是否包括 HIV 抗体检测两次呈阳性献血者(或供血浆者)信息登记、报告、自查、奖惩、培训等工作制度;

检查传染病疫情网络直报专用设备和运转情况及设备维护记录;

考查专职疫情报告人员现场演示传染病网络直报操作。

(2)传染病疫情登记、报告。

① 检查内容

登记和报告:采供血机构应当使用采供血人员信息登记簿、检验记录登记簿、对发现的 HIV 检验检测异常信息应进行登记,发现 HIV 抗体检测两次呈阳性应填写《传染病报告卡》,传染病报告卡由执行职务检验人员负责填写,将《传染病报告卡》交至疫情管理部门由专(兼)职的疫情报告人员在规定的时限内进行网络报告并登记,对不具备网络直报条件的,应当将传染病报告卡交由所在地的疾病预防控制机构代报,并做好备案登记。

资料保存:《传染病报告卡》及传染病报告记录应当保存 3 年。不具备网络直报条件的机构,其传染病报告卡由收卡单位保存,原报告单位必须进行登记备案。

② 检查方法

现场查阅 HIV 抗体检测两次初筛阳性结果登记,与献血者或供浆员登记簿、传染病疫情登记本、传染病疫情报告系统信息核对,核查有无 HIV 初筛阳性结果隐瞒、谎报、缓报情况。

对不具备网络直报条件的采供血机构,还要查阅传染病报告登记记录(或传染病报告卡的备案记录、相关电话记录等),与疾病预防控制机构收到的报告卡的记录及网络报告信息核对,核查该机构有无隐瞒、谎报、缓报传染病疫情。

现场抽查近 3 年来的传染病报告卡或备案记录是否存在缺失或损毁。

(3) 日常管理和质量控制。

① 检查内容

质量控制:传染病报告卡录入人员对收到的

传染病报告卡必须进行错项、漏项、逻辑错误等检查，对有疑问的报告卡必须及时向填卡人核实。

日常管理：应将传染病信息报告管理工作纳入工作考核范围，定期对疫情报告情况进行自查，并对自查结果与奖惩制度挂钩。

培训：应对工作人员定期开展传染病疫情报告及突发公共卫生事件报告知识培训。

② 检查方法

现场抽查保存的《传染病报告卡》填写有无错项、漏项、逻辑错误；有无订正报告卡；有无查重、补报等工作记录。

查阅开展传染病疫情报告管理内部自查的记录和奖惩制度的执行记录资料。

查阅定期对工作人员进行有关传染病疫情报告及突发公共卫生事件报告工作的培训记录，如签到簿、培训教材、试卷等。

现场检查有关人员传染病疫情报告相关知识掌握情况。

二、传染病报告违法 案由及处理

(一) 医疗机构

（1）未按照规定报告传染病疫情，或者隐瞒、谎报、缓报传染病疫情的;依据《中华人民共和国传染病防治法》第六十九条规定,由县级以上人民政府卫生计生行政部门责令改正,通报批评,给予警告;造成传染病传播、流行或者其他严重后果的,对负有责任的主管人员和其他直接责任人员,依法给予降级、撤职、开除的处分,并可以依法吊销有关责任人员的执业证书;构成犯罪的,依法追究刑事责任。

在认定对"隐瞒、谎报、缓报传染病疫情"这一违法行为时一定要注意,"隐瞒、谎报、缓报"均含有主观故意的意思,所有在调查取证过程中和建立证据链时要明确有主观故意的行为和动向。

(2)未建立传染病疫情报告制度的;未指定相关部门和人员负责传染病疫情报告管理工作的。依据《突发公共卫生事件与传染病疫情监测信息报告管理办法》第三十八条规定,由县级以上地方卫生计生行政部门责令改正、通报批评、给予警告;情节严重的,会同有关部门对主要负责人、负有责任的主管人员和其他责任人员依法给予降级、撤职的行政处分;造成传染病传播、流行或者对社会公众健康造成其他严重危害后果,构成犯罪的,依据刑法追究刑事责任。

(二)采供血机构

未按照规定报告传染病疫情,或者隐瞒、谎

报、缓报传染病疫情,或者未执行国家有关规定,导致因输入血液引起经血液传播疾病发生的,依据《中华人民共和国传染病防治法》第七十条规定,由县级以上人民政府卫生计生行政部门责令改正,通报批评,给予警告;造成传染病传播、流行或者其他严重后果的,对负有责任的主管人员和其他直接责任人员,依法给予降级、撤职、开除的处分,并可以依法吊销采供血机构的执业许可证;构成犯罪的,依法追究刑事责任。

(三)疾病预防控制机构

（1）未依法履行传染病疫情报告、通报职责,或者隐瞒、谎报、缓报传染病疫情的;未主动收集传染病疫情信息,或者对传染病疫情信息和疫情报告未及时进行分析、调查、核实的,依据《中华人民共和国传染病防治法》第六十八条规定,由县级以上人民政府卫生计生行政部门责令限期改正,通报批评,给予警告;对负有责任的主管人员和其他直接责任人员,依法给予降级、撤职、开除的处分,并可以依法吊销有关责任人员的执业证书;构成犯罪的,依法追究刑事责任。

（2）未按规定上报疫情或报告突发公共卫生事件的,依据《突发公共卫生事件与传染病疫情监测信息报告管理办法》第三十九条的规定,由县级以上地方卫生计生行政部门责令改正、通报批评、给予警告；对主要负责人、负有责任的主管人员和其他责任人员依法给予降级、撤职的行政处分；造成传染病传播、流行或者对社会公众健康造成其他严重危害后果，构成犯罪的，依法追究刑事责任。

（四）医疗卫生人员

（1）执行职务的医疗卫生人员瞒报、缓报、谎报传染病疫情的，依据《突发公共卫生事件与传染病疫情监测信息报告管理办法》第四十条的规定，由县级以上卫生计生行政部门给予警告，情节严重的，责令暂停六个月以上一年以下执业活动，或者吊销其执业证书。

（2）责任报告单位和事件发生单位瞒报、缓报、谎报或授意他人不报告突发性公共卫生事件或传染病疫情的，对其主要领导、主管人员和直接责任人由其单位或上级主管机关给予行政处分，造成疫情播散或事态恶化等严重后果的，由司法机关追究其刑事责任。

（五）社会办医疗和体检机构

社会办医疗和体检机构瞒报、缓报、谎报传染病疫情或突发性公共卫生事件的，依据《突发公共卫生事件与传染病疫情监测信息报告管理办法》第四十一条的规定,由县级以上卫生计生行政部门责令限期改正,可以处100元以上500元以下罚款;对造成突发性公共卫生事件和传染病传播流行的,责令停业整改,并可以处200元以上2 000元以下罚款,触犯刑律的,对其经营者、主管人员和直接责任人移交司法机关追究刑事责任。

在应用《突发公共卫生事件与传染病疫情监测信息报告管理办法》第四十一条时要注意对处罚主体性质的认定,不可用于公立医疗机构。

模块三
传染病疫情控制
卫生监督

课程四 传染病疫情控制基本知识

一、传染病疫情分类与疫情处置要求

参照突发传染性公共卫生事件划分为特别重大（Ⅰ级）、重大（Ⅱ级）和一般（Ⅲ级）三级。

（1）特别重大突发性传染病事件（Ⅰ级）：

① 发现肺鼠疫病例，并有扩散趋势；

② 发现肺炭疽病例，并有扩散趋势；

③ 发现传染性非典型肺炎、人感染高致病性禽流感病例，并有扩散趋势；

④ 群体性不明原因疾病涉及包括本市在内的多个省份，并有扩散趋势；

⑤ 新传染病或我国尚未发现的传染病在本市发生或传入本市，并有扩散趋势，或发现我国已消灭的传染病在本市重新流行；

⑥ 发生高致病性病菌株、毒株、致病因子等

丢失事件;

⑦ 周边以及与我国通航的国家和地区发生特大传染病疫情,本市出现输入性病例,严重危及公共卫生安全;

⑧ 国家卫生计生委认定的其他特别重大突发公共卫生事件。

(2) 重大突发性传染病事件(Ⅱ级):

我国尚未发现的传染病在本市发生或传入本市,尚未造成扩散;发生大公共影响或严重后果的医院感染事件。市级及以上政府卫生计生行政部门认定的其他重大突发性传染病事件。

(3) 一般突发性传染病事件(Ⅲ级):

发生 10 例以上的涉及法定传染病的医院感染暴发事件。区级以上人民政府卫生计生行政部门认定的其他一般突发性传染病事件。

发生一般突发性传染病事件的,由事件所在区(县)卫生计生行政部门启动应急处置程序,事件发生所在地的区卫生监督机构负责开展卫生监督应急处置工作,并按照规定向事件所在区卫生计生行政部门和市卫生监督机构报告,市卫监所传染病应急事件处置组应接报后做好相关应急处置工作,对区卫生监督机构的应急处置工作进行督导,及时将调查信息向所处置科汇报。

发生重、特大突发传染病事件的,分别由市政府、市卫生计生委应急处置指挥中心启动应急处置程序。市卫生监督机构指挥决策组负责组织市卫生监督机构和各相关区卫生监督机构落实各项卫生监督应急反应措施,在全市范围内组织开展卫生监督检查行动,督促各有关部门落实防控措施。

二、本市传染病疫情控制管理基本状况和管理模式

(一)各级政府

(1)组织协调有关部门参与突发公共卫生事件的处置。

(2)根据突发公共卫生事件处置需要,调集本行政区域内相关人员、物资、交通工具和相关设备、设施参与应急处置。

(3)划定控制区域。甲类、乙类传染病暴发、流行时,各级政府报经上一级政府决定后,可以宣布疫区范围;经国务院同意,市政府可以对本市内甲类传染病疫区实施封锁。

(4)控制疫情。依照有关法律、法规、规章的规定,在本行政区域内限制或停止集市、集会、影剧院演出以及其他人群聚集的活动;视情组织停工、停业、停课;封闭或者封存被传染病病原体污染的公共饮用水源、食品以及相关物品;临时征用

房屋、交通工具以及相关设备和设施。

（5）加强流动人口管理。开展流动人口流行病预防工作，落实控制措施，对传染病病人、疑似病人采取就地隔离、就地观察、就地治疗的措施，对密切接触者要视情采取集中或居家医学观察。

（6）开展交通卫生检疫。组织铁路、交通、民航、港口等部门在交通站点设置临时交通卫生检疫站，对进出疫区和运行中的交通工具及其乘运人员和物资、宿主动物等进行检疫查验，对病人、疑似病人及其密切接触者实施临时隔离、留验，并移交地方卫生计生部门指定的机构。

（7）发布信息。督促有关部门按照规定做好信息发布。

（8）组织群防群控。督促街道、乡镇以及居委会、村委会协助卫生部门和其他部门、医疗机构搞好疫情信息的收集、报告，人员的分散隔离及公共卫生措施的实施。

（9）维护社会稳定。组织有关部门保障商品供应，平抑物价，防止哄抢；严厉打击造谣传谣、哄抬物价、囤积居奇、制假售假等违法犯罪和扰乱社会治安的行为。

（二）卫生部门

（1）组织医疗机构、疾病预防控制机构和卫生监督机构进行突发公共卫生事件的调查与处置。

（2）组织突发公共卫生事件专家组,对突发共卫生事件进行评估,提出建议启动突发公共卫生事件应急处置的级别。

（3）采取应急控制措施。根据需要组织开展应急疫苗接种、预防服药等。

（4）进行督导检查。市卫生计生委或市卫生计生行政部门组织对全市或重点区域的应急处置进行督导和检查;区县卫生部门负责对本行政区域内的应急处置工作进行督查和指导。

（5）发布与通报信息。经市政府或国务院卫生部门授权,市卫生局要及时向社会发布突发公共卫生事件的信息或公告,并向各有关部门和各区县卫生行政部门通报突发公共卫生事件情况。

（6）开展技术标准和规范培训。根据国务院卫生行政部门制定的技术标准和规范,市和区县卫生部门分级组织对新发现的突发传染病、不明原因群体性疾病等及时开展培训工作。

（7）普及卫生知识。根据事件性质,有针对性地开展卫生知识宣教,提高公众健康意识和自我防护能力,做好心理危机干预工作。

（8）进行事件评估。组织专家对突发公共卫生事件的处置情况进行综合评估,包括事件概况、现场调查处置情况、病人救治情况、已采取的措施、效果评价等。

（三）医疗机构

（1）开展病人接诊、收治和转运工作，实行重症和普通病人分开管理，对疑似病人及时排除或确诊。

（2）对群体性不明原因疾病和新发传染病做好病例分析与总结，积累诊断治疗经验。

（3）搞好医院内现场控制、消毒隔离、个人防护、医疗废物和污水处理等，防止院内交叉感染和污染。

（4）负责传染病病人的报告。对突发公共卫生事件造成身体伤害的病人，任何医疗机构不得拒绝接诊。

（5）协助疾病预防控制机构人员开展标本采集、流行病学调查等工作。

（四）疾病预防控制机构

（1）报告信息。各级疾病预防控制机构要搞好突发公共卫生事件的信息收集、分析与报告。

（2）进行流行病学调查。疾控机构人员到达现场后，尽快制定流行病学调查计划和方案，按照计划和方案对突发事件累及人群的发病情况、分布特点进行调查分析,提出并实施有针对性的预防控制措施;对传染病病人、疑似病人、病原携带者及其密切接触者进行追踪调查,查明传播链,并向相关疾病预防控制机构通报情况。

(3)开展实验室检测。市和区县疾病预防控制机构根据国家疾病预防控制中心的要求,开展危险因素检测,按照有关技术规范采集和分送标本、承担现场和实验室检测任务,查找致病原因。

(4)开展科研与国际交流。开展与突发事件相关的诊断试剂、疫苗、消毒方法、医疗卫生防护用品等方面的研究和国际交流。

(5)制定技术方案。市疾病预防控制中心协助市卫生局根据国家有关技术标准和规范,制定本市的技术方案或实施方案。

(6)开展技术培训。市、区疾病预防控制中心分级负责本市各级医疗机构突发公共卫生事件应急处置专业技术人员的应急培训。

(五)卫生监督机构

(1)在卫生部门的领导下,开展对医疗机构、疾病预防控制机构突发公共卫生事件应急处置各项措施落实情况的督导、检查。

(2)围绕突发公共卫生事件应急处置工作,开展卫生监督,对发现存在问题的情况提出行政处罚的意见。

（3）依据《突发公共卫生事件应急条例》和有关法规、规章,调查处理突发公共卫生事件应急处置中的违法行为。

（六）出入境检验检疫机构

（1）突发公共卫生事件发生后,调动出入境检验检疫机构技术力量,对出入境、进出疫区和运行中的交通工具及其乘运人员、物资、宿主动物等进行检疫查验;对病人、疑似病人及其密切接触者实施临时隔离、留验,并移交指定机构。

（2）及时上报和通报口岸突发公共卫生事件信息和事态发展。

（七）非事发地区

未发生突发公共卫生事件的区县要根据其他地区发生事件的性质、特点、发生区域和发展趋势,分析本地区受波及的可能性和危害程度,重点做好以下工作:

（1）密切保持与事件发生地区的联系,及时获取相关信息。

（2）组织做好本行政区域应急处置所需的人员与物资准备。

（3）加强相关疾病与健康监测和报告工作,

必要时,建立专门报告制度。

（4）开展重点人群、重点场所和重点环节的监测和预防控制。

（5）开展防治知识宣传和健康教育,提高公众自我保护意识和能力。

（6）根据市政府及其有关部门决定,开展交通卫生检疫等。

课程五　传染病疫情控制卫生监督

一、传染病疫情控制卫生监督检查依据、内容与方法

（一）法律依据

包括法律、法规、部门规章、地方政府规章、规范性文件和国家标准

1. 法律

《中华人民共和国传染病防治法》

2. 法规

《艾滋病防治条例》国务院令第 457 号 2006.3.1

《血吸虫病防治条例》国务院令第 463 号 2006.4.1

3. 部门规章

《消毒管理办法》卫生部令第 27 号 2002.4.1

《医院感染管理办法》卫生部令第 48 号 2006.9.1

《结核病防治管理办法》2013.2.20

《传染性非典型肺炎防治管理办法》卫生部令

第 35 号 2003.5.12

《医疗机构传染病预检分诊管理办法》卫生部令第 41 号 2005.2.28

《传染病病人或疑似传染病病人尸体解剖查验规定》卫生部令第 43 号 2005.9.1

《甲型 H1N1 流感医院感染控制技术指南（2009 年修订版）》卫发明电〔2009〕124 号 2009.7.10

《手足口病预防控制指南（2009 版）》卫办疾控发〔2009〕91 号 2009.6.4

《手足口病聚集性和暴发疫情处置工作规范（2012 版）》卫办疾控发〔2012〕80 号 2012.6.21

《关于做好传染性非典型肺炎病人和疑似病人转运工作的通知》卫机发 9 号 2003.3.14

《传染性非典型肺炎医院感染控制指导原则（试行）》卫发电〔2003〕79 号 2003.5.4

《医院预防与控制传染性非典型肺炎（SARS）医院感染的技术指南》卫医发〔2003〕308 号

《全国医院工作制度与人员岗位职责》卫生部 2010.9.27

《医疗机构发热门（急）诊设置指导原则（试行）》卫生部办公厅 2003.5.20

《关于二级以上综合医院感染性疾病科建设的通知》卫医发〔2004〕292 号 2004.9.3

卫生部办公厅关于印发《二级以上综合医院

感染性疾病科工作制度和工作人员职责》和《感染性疾病病人就诊流程》的通知.卫办医发〔2004〕166 号 2004.10.19

《全国霍乱监测方案(试行)》卫生部 2005.7.26

《卫生部办公厅关于印发〈急性呼吸道发热病人就诊规定〉的通知》卫办发〔2004〕220 号 2004.12.29

《传染病防治监督工作规范》卫监督发〔2014〕44 号 2010.7.14

4. 地方政府规章

《上海市传染病防治管理办法》(上海市人民政府令第 60 号)2017.11.29

5. 规范性文件和标准

《医院隔离技术规范》WS/T 311 - 2009

《疫源地消毒总则》GB 19193 - 2003

《医疗机构消毒技术规范》WS/T 367 - 2012

《医院消毒卫生标准》GB 15982 - 2012

《医务人员手卫生规范》WS/T 313 - 2009

《群体性不明原因疾病应急处置方案》(试行)

《中东呼吸综合征医院感染预防与控制技术指南》(2015 版)

(二)监督检查内容和方法

这部分内容根据监督对象不同分为医疗机

构、疾病预防控制机构监预防控制督检查内容与方法。

1. 医疗机构

医疗机构传染病疫情控制的卫生监督内容包括：① 建立传染病预检、分诊制度及落实情况；② 感染性疾病科或分诊点的设置和运行情况；③ 发现传染病疫情时，按照规定对传染病病人、疑似传染病病人提供诊疗的情况；④ 消毒隔离措施落实情况；对传染病病原体污染的污水、污物、场所和物品的消毒处理情况。

（1）医疗卫生人员、就诊病人防护措施的落实情况。

① 检查内容

制度建立：建立健全传染病预检、分诊各项规章制度和工作流程以及传染病防治应急预案等。二级及以上综合医院要根据《二级以上综合医院感染性疾病科工作制度和工作人员职责》制定有关制度，包括：预检、分诊、消毒、隔离、转诊管理、医疗废物管理等制度。

制度落实情况：医疗机构应实行预检、分诊制度，根据传染病的流行季节、周期和流行趋势做好特定的预检、分诊工作。感染性病人就诊流程应符合《感染性疾病病人就诊流程》和《急性呼吸道发热病人就诊规定》有关要求。各科室的医师在接诊过程中,应当注意询问病人有关的流行病学史、职业史,结合病人的主诉、病史、症状和体征等对来诊的病人进行传染病的预检。经预检为传染病病人或者疑似传染病病人的,应当将病人分诊至感染性疾病科或者分诊点就诊,同时对接诊处采取必要的消毒措施。

个人防护措施:感染性疾病科和传染病分诊点应采取标准防护措施,配备防护服、防护口罩、防护眼镜或面罩、手套、鞋套等,防护用品必须能够满足诊疗的需求。同时,应为就诊的呼吸道发热病人提供口罩。

② 检查方法

查阅传染病预检、分诊制度和应急处理预案等管理文件。

现场检查预检分诊开展情况;查阅预检分诊登记资料;检查感染性病人就诊流程;感染性病人就诊流程。检查询问经预检为传染病病人或者疑似传染病病人,并将病人分诊至感染性疾病科或者分诊点就诊后对接诊处采取必要的消毒措施的情况。

现场检查医疗卫生人员、就诊人员个人防护措施落实情况,是否配备有防护服、防护口罩、防护眼镜或面罩、手套、鞋套等;是否为就诊的呼吸道发热病人提供口罩。

（2）感染性疾病科或分诊点的设置和运行情况。

① 检查内容

感染性疾病科：二级及以上综合医院应当设立感染性疾病科。感染性疾病科是临床业务科室，由发热门诊、肠道门诊、呼吸道门诊和传染病科统一整合设立，负责本医疗机构传染病的分诊工作和感染性疾病治疗；设计和建设要符合有关法律、法规和技术规范要求；相对独立，通风良好；内部结构布局合理、流程合理，分区清楚，具有消毒隔离条件，配备必要的医疗、防护设备和设施，符合医院感染预防与控制要求；二级综合医院感染性疾病科门诊应设置独立的挂号收费室、呼吸道（发热）和肠道疾病患者的各自候诊区和诊室、治疗室、隔离观察室、检验室、放射检查室、药房（或药柜）、专用卫生间；三级综合医院感染性疾病科门诊还应设置处置室和抢救室等。没有设立感染性疾病科的医疗机构应当设立传染病分诊点。指派专（兼）职医、护、检人员开展诊疗活动。

传染病分诊点：传染病分诊点应标识明确，相对独立，通风良好，流程合理，具有消毒隔离条件和必要的防护用品。

发热门诊：发热门诊应常年开诊，设在医疗机构内独立区域，与普通门诊相隔离，通风良好，有明显标识；分设候诊区、诊室、治疗室、检验室、放射检查室等，放射检查室可配备移动式 X 线机，有独立卫生间；室内配备必要的手消毒设备和设施。

肠道门诊：设置相对独立，有明显标识；分设诊疗室、观察室、药房以及专用厕所，配备专用医疗设备、抢救药品、消毒药械以及采集粪便标本的棉签和放置标本的碱性蛋白胨增菌液；室内配备必要的手消毒设备和设施；对就诊腹泻病人专册登记，做到"逢泻必登，逢疑必检"。农村基层医疗单位确因人员与房屋条件不能单独设立时，也应在门诊指定专人负责或专桌诊治。

感染性疾病病区：应分区明确、标识清楚；应设在医院相对独立的区域，远离儿科病房、重症监护病房和生活区；设单独入、出口和入、出院处理室。不同种类的感染性疾病患者应分室安置；每间不应超过 4 人，病床间距应不小于 1.1 米。应配备适量的非手触式开关的流动水洗手设施。

② 检查方法

现场检查感染性疾病科或分诊点、发热门诊、肠道门诊等专用门诊有无明显标识、设置的位置是否规范、是否配备必要的消毒隔离实施设备、工作流程是否合理。

现场查看是否指派专（兼）职医、护、检人员开展诊疗活动。

现场查阅门诊登记、传染病登记记录资料。

（3）发现传染病疫情时，按照规定对传染病病人、疑似传染病病人提供诊疗的情况。

① 检查内容：医疗机构应对传染病病人或者疑似传染病病人提供医疗救护、现场救援和接诊治疗；书写病历记录以及其他有关资料，并妥善保管；不具备相应救治能力的应将患者及其病历记录复印件一并转至具备相应救治能力的医疗机构；不得泄露传染病病人或疑似传染病病人个人隐私有关信息资料。

② 检查方法：检查对传染病病人、疑似传染病病人提供诊疗服务情况；查阅病历记录；查阅转诊记录。

（4）消毒隔离措施落实情况；对传染病病原体污染的污水、污物、场所和物品的消毒处理情况。

① 检查内容

发现法定传染病病人或者疑似传染病病人应采取相应的隔离控制措施：在标准预防的基础上，医院应根据疾病的传播途径（如接触传播、飞沫传播、空气传播和其他途径的传播），结合实际情况，制定相应的隔离与预防措施；隔离病室应有隔离标志，并限制人员的出入，黄色为空气传播的隔离，粉色为飞沫传播的隔离，蓝色为接触传播的隔离。传染病患者或可疑传染病患者应安置在单人隔离房间,受条件限制的医院,同种病原体感染的患者可安置于一室。普通病区在病区的末端应设置一间或多间隔离病室收治普通疾病入院合并传染病的病人。

对传染病病原体污染的污水、污物、场所和物品的消毒处理情况:对被传染病病原体污染的污水、污物、场所和物品,应按照《疫源地消毒总则》和《医院消毒技术规范》的有关规定,依据甲类传染病人隔离消毒要求和乙、丙类传染病疫源地消毒处理原则分类实施消毒和无害化处置。

传染病病人或者疑似病人的排泄物、分泌物应按照规定严格消毒,达到规定的排放标准后方可排入污水处理系统;传染病病人或疑似传染病病人产生的医疗废物应使用双层包装物并及时密封,产生的生活垃圾按照感染性废物进行分类处理;传染病病人或疑似传染病病人尸体应消毒后火化或深埋。患者出院、转院或死亡进行终末消毒。

② 检查方法

现场抽查传染病病人的隔离情况,是否根据传染病分类或相关的规定,采取不同的隔离措施。不同传播途径的传染病病人是否分开隔离治疗,防止交叉感染。是否根据传染病的传播途径不同,医务人员、患者采取不同的防护措施。

现场查阅可能被传染病病原体污染的污水、污物、场所和物品消毒记录;核查是否依据甲类传染病人隔离消毒要求和乙、丙类传染病疫源地消毒处理原则分类实施消毒和无害化处置;核对消毒剂的使用说明,查看消毒剂的使用量是否达到消毒、灭菌效果;也可使用试纸抽查测试使用中消毒剂浓度是否在有效范围。

2. 疾病预防控制机构

疾病预防控制机构传染病预防控制的监督检查如下情况:

(1)依法履行传染病监测职责的情况。

① 检查内容:疾病预防控制机构应当建立传染病监测工作制度;制定传染病监测工作计划和方案;组织实施规划、计划和方案;及时传染病监测信息进行分析处理。

② 检查方法:现场查阅传染病监测工作制度、传染病监测计划和工作方案。查阅本辖区内的传染病监测计划和工作方案,组织实施的工作记录以及传染病监测信息收集、分析和报告等文字资料。

(2)发现传染病疫情时,依据属地管理原则及时采取传染病控制措施的情况。

① 检查内容:疾病预防控制机构应当制定传

染病疫情调查处置技术方案或预案;接到疫情后,经过调查核实、分析,按照传染病疫情调查处置技术方案或预案开展疫情控制的工作的情况包括:开展流行病学调查,根据流行病学调查情况提出疫点、疫区划定建议;对被污染的场所、物品提出卫生处理要求(a)对甲类传染病和乙类传染病中传染性非典型肺炎、炭疽中的肺炭疽、人感染高致病性禽流感和甲型 H1N1 流感病人污染场所、物品的卫生处理等依法采取强制性控制措施;(b)对除传染性非典型肺炎、炭疽中的肺炭疽、人感染高致病性禽流感和甲型 H1N1 流感病人以外的乙类传染病病人污染场所、物品的卫生处理依法采取严格控制措施;(c)对丙类传染病病人污染场所、物品的卫生处理采取必要的控制措施;按照传染病分类管理的原则,对密切接触者在指定场所进行医学观察和采取预防性服药、应急接种等其他必要的医学干预措施;必要时向卫生计生行政部门提出的疫情控制方案,疫情控制方案包括:传染病疫情及流行趋势的流行病学分析、传染病疫情的预警分级及是否启动应急工作预案的建议、传染病疫情控制的具体建议等;开展卫生防病知识宣传,针对保护易感人群的医学干预措施和防止扩散的卫生管理措施;对传染病病例进行随访。

② 检查方法：查阅传染病疫情调查处置技术方案或预案；查阅疫情信息登记记录，疫情调查处理工作记录、流行病学调查报告等相关资料；检查疫情控制措施是否符合传染病处理的要求；抽查疫情控制时开展消毒杀虫措施的药械配备情况，药械及个人防护用品是否满足疫情控制的需要。查阅消毒措施和消毒效果监测的工作记录，了解到达现场是否及时对被污染的场所进行卫生处理，消毒方法是否符合规范，个人防护是否符合传染病防护的要求。查阅密切接触者采取预防控制措施的记录。抽查传染病疫情处理的工作总结，是否对传染病疫情的发生、发展以及处理措施等进行分析总结。

二、传染病疫情控制
违法案由及处理

（1）医疗机构发现传染病疫情时，未按照规定对传染病病人、疑似传染病病人提供医疗救护、现场救援、接诊、转诊的，或者拒绝接受转诊的；未按照规定对本单位内被传染病病原体污染的场所、物品以及医疗废物实施消毒或者无害化处置的；在医疗救治过程中未按照规定保管医学记录资料的；故意泄露传染病病人、病原携带者、疑似

传染病病人、密切接触者涉及个人隐私的有关信息、资料的,违反了《中华人民共和国传染病防治法》第三十九条、第五十一条、第五十二条的规定,依据《中华人民共和国传染病防治法》第六十九条,由县级以上人民政府卫生计生行政部门责令改正,通报批评,给予警告;造成传染病传播、流行或者其他严重后果的,对负有责任的主管人员和其他直接责任人员,依法给予降级、撤职、开除的处分,并可以依法吊销有关责任人员的执业证书;构成犯罪的,依法追究刑事责任。

(2)疾病预防控制机构未实施传染病预防控制规划、计划和方案;未收集、分析和报告传染病监测信息,预测传染病的发生、流行趋势;未开展对传染病疫情和突发公共卫生事件的流行病学调查、现场处理及其效果评估,违反了《传染病防治法》第十八条规定,依据《中华人民共和国传染病防治法》第六十八条规定,由县级以上人民政府卫生计生行政部门责令限期改正,通报批评,给予警告;对负有责任的主管人员和其他直接责任人员,依法给予降级、撤职、开除的处分,并可以依法吊销有关责任人员的执业证书;构成犯罪的,依法追究刑事责任。

(3)疾病预防控制机构发现传染病疫情或者接到传染病疫情报告时,未及时采取下列措施:

一是对传染病疫情进行流行病学调查,根据调查情况提出划定疫点、疫区的建议,对被污染的场所进行卫生处理,对密切接触者,在指定场所进行医学观察和采取其他必要的预防措施,并向卫生计生行政部门提出疫情控制方案;二是传染病暴发、流行时,对疫点、疫区进行卫生处理,向卫生计生行政部门提出疫情控制方案,并按照卫生计生行政部门的要求采取措施;三是指导下级疾病预防控制机构实施传染病预防、控制措施,组织、指导有关单位对传染病疫情的处理。违反《传染病防治法》第四十条规定的,依据《中华人民共和国传染病防治法》第六十八条规定,由县级以上人民政府卫生计生行政部门责令限期改正,通报批评,给予警告;对负有责任的主管人员和其他直接责任人员,依法给予降级、撤职、开除的处分,并可以依法吊销有关责任人员的执业证书;构成犯罪的,依法追究刑事责任。

模块四
消毒隔离制度
卫生监督

课程六　消毒隔离制度执行基本知识

一、消毒卫生有关基本概念

（1）灭菌：杀灭或清除传播媒介上一切微生物的处理。属于此类的方法有：热力灭菌、电离辐射灭菌、微波灭菌、等离子体灭菌等物理灭菌方法，以及用甲醛、戊二醛、环氧乙烷、过氧乙酸、过氧化氢等消毒剂进行化学灭菌的方法。

（2）消毒：杀灭或清除传播媒介上病原微生物，使其达到无害化的处理。一般分为高水平消毒、中水平消毒、低水平消毒。

① 高水平消毒法：要求杀灭一切细菌繁殖体、分枝杆菌、病毒、真菌和致病性细菌芽孢的消毒处理。此类方法包括热力、电力辐射、微波和紫外线等以及用含氯、二氧化氯、过氧乙酸、过氧化氢、含溴消毒剂、臭氧、二溴海因等甲基乙内酰脲类化合物和一些复配的消毒剂等消毒因子进行消

毒的方法。

②中水平消毒法:要求杀灭细菌繁殖体、分枝杆菌、真菌和病毒的消毒处理,包括超声波、碘类消毒剂(碘伏、碘酊等)、醇类、醇类和氯已定的复方,醇类和季铵盐(包括双链季铵盐)类化合物的复方、酚类等消毒剂进行消毒的方法。

③低水平消毒法:仅要求杀灭一般细菌繁殖体和亲脂病毒的消毒处理。包括单链季铵盐类消毒剂(苯扎溴铵等)、双胍类消毒剂如氯已定、植物类消毒剂和汞、银、铜等金属离子消毒剂等进行消毒的化学消毒法和通风换气、冲洗等机械除菌法。

(3)化学指示物:根据暴露于某种灭菌(消毒)程序所产生的化学或物理变化,在一个或多个预定程序参数上显现变化的指示器材。

(4)生物指示物:对特定灭菌或消毒程序有确定的抗力,可供消毒灭菌效果监测使用的微生物检验器材。

(5)消毒剂:采用一种或者多种化学或生物的杀微生物因子制成的用于消毒的制剂。

(6)灭菌剂:能够杀灭一切微生物,达到灭菌要求的制剂。

(7)高水平消毒剂:能够杀灭一切细菌繁殖体、分枝杆菌、病毒、真菌及其孢子等,对致病性细菌芽孢也有一定的杀灭作用,达到高水平消毒要求的消毒剂。

（8）中水平消毒剂：能杀灭细菌繁殖体、分枝杆菌、真菌和病毒，达到中水平消毒的制剂。

（9）低水平消毒剂：仅要求杀灭一般细菌繁殖体和亲脂病毒，达到低水平消毒要求的消毒剂。

（10）中和剂：在杀灭微生物试验中，用以消除试验微生物与消毒剂的混悬液中，以及微生物表面残留的消毒剂，使其失去对微生物抑制和杀灭作用的试剂。

（11）菌落形成单位：微生物在固体培养基上生长繁殖所形成的肉眼可见的集落。

（12）D值：在设定的暴露条件下，杀灭特定试验微生物总数的90%所需的时间。

（13）杀灭对数值：当微生物数量以对数表示时，消毒前后微生物减少的值。

（14）灭菌保证水平SAL：指灭菌处理后单位产品上存在活微生物的概率。SAL通常表示为10^{-n}。如，设定SAL为10^{-6}，即经灭菌处理后在一百万件物品中最多只允许有一件物品存在活微生物。

（15）疫源地消毒：对疫源地内污染的环境和物品的消毒。疫源地是传染源排除的病原微生物生物所能波及的范围。

（16）随时消毒：有传染源存在时，对其排出的病原体可能污染的环境和物品及时进行的消毒。

（17）终末消毒：传染源离开疫源地后进行的彻底消毒。

（18）预防性消毒：在没有明确的传染源存在时，对可能受到病原微生物污染的场所和物品进行的消毒。

（19）人员卫生处理：对污染或可能被污染人员进行人体、着装、随身物品等的消毒与清洗等除污染处理。

（20）抗菌：采用化学或物理方法杀灭细菌或妨碍细菌生长繁殖及其活性的过程。

（21）抑菌：采用化学或物理方法抑制或妨碍细菌生长繁殖及其活性的过程。

二、医疗卫生机构消毒卫生的基本要求

（一）医用物品对人体的危险性分类

医用物品对人体的危险性是指物品污染后造成危害的程度。根据其危害程度将其分为三类：

（1）高度危险性物品：这类物品是穿过皮肤或黏膜而进入无菌的组织或器官内部的器材，或与破损的组织、皮肤、黏膜密切接触的器材和用品,例如,手术器械和用品、穿刺针、输血器材、输液器材、注射的药物和液体、透析器、血液和血液制品、导尿管、膀胱镜、腹腔镜、脏器移植物和活体组织检查钳等。

(2)中度危险性物品:这类物品仅和破损皮肤、黏膜相接触,而不进入无菌的组织内。例如,呼吸机管道、胃肠道内窥镜、气管镜、麻醉机管道、子宫帽、避孕环、压舌板、喉镜、体温表等。

(3)低度危险性物品:虽有微生物污染,但在一般情况下无害,只有当受到一定量的病原微生物污染时才造成危害的物品。这类物品和器材仅直接或间接地和健康无损的皮肤相接触,例如生活卫生用品和病人、医护人员生活和工作环境中的物品。例如,毛巾、面盆、痰盂(杯)、地面、便器、餐具、茶具、墙面、桌面、床面、被褥、一般诊断用品(听诊器、听筒、血压计袖带等)等。

(二)微生物对消毒因子的敏感性

一般认为,微生物对消毒因子的敏感性从高到低的顺序为:

(1)亲脂病毒(有脂质膜的病毒),例如乙型肝炎病毒、流感病毒等。

(2)细菌繁殖体。

(3)真菌。

（4）亲水病毒（没有脂质包膜的病毒），例如甲型肝炎病毒、脊髓灰质炎病毒等。

（5）分枝杆菌，例如结核分枝杆菌、龟分枝杆菌等。

（6）细菌芽孢，例如炭疽杆菌芽孢、枯草杆菌芽孢等。

（7）朊病毒（感染性蛋白质）。

（三）选择消毒、灭菌方法的原则

（1）使用经卫生计生行政部门批准的消毒药、械，并按照批准使用的范围和方法在医疗卫生机构和疫源地等消毒中使用。

（2）根据物品污染后的危害程度选择消毒、灭菌的方法。

① 高度危险性物品，必须选用灭菌方法处理。

② 中度危险性物品，一般情况下达到消毒即可，可选用中水平或高水平消毒法。但中度危险性物品的消毒要求并不相同，有些要求严格，例如内窥镜、体温表等必须达到高水平消毒，需采用高水平消毒法消毒。

③ 低度危险性物品，一般可用低水平消毒方法，或只作一般的清洁处理即可，仅在特殊情况下，才作特殊的消毒要求。例如，在有病原微生物

污染时,必须针对所污染病原微生物的种类选用有效的消毒方法。

（3）根据物品上污染微生物的种类、数量和危害性选择消毒、灭菌的方法。

① 对受到细菌芽孢、真菌孢子、分枝杆菌和经血传播病原体(乙型肝炎病毒、丙型肝炎病毒、艾滋病病毒等)污染的物品,选用高水平消毒法或灭菌法。

② 对受到真菌、亲水病毒、螺旋体、支原体、衣原体和病原微生物污染的物品,选用中水平以上的消毒方法。

③ 对受到一般细菌和亲脂病毒等污染的物品,可选用中水平或低水平消毒法。

④ 对存在较多有机物的物品消毒时,应加大消毒药剂的使用剂量和/或延长消毒作用时间。

⑤ 消毒物品上微生物污染特别严重时,应加大消毒药剂的使用剂量和/或延长消毒作用时间。

（4）根据消毒物品的性质选择消毒方法

选择消毒方法时需考虑,一是要保护消毒物品不受损坏,二是使消毒方法易于发挥作用。应遵循以下基本原则:

① 耐高温、耐湿度的物品和器材,应首选压力蒸汽灭菌;耐高温的玻璃器材、油剂类和干粉类等可选用干热灭菌。

② 不耐热、不耐湿，以及贵重物品，可选择环氧乙烷或低温蒸汽甲醛气体消毒、灭菌。

③ 器械的浸泡灭菌，应选择对金属基本无腐蚀性的消毒剂。

④ 选择表面消毒方法，应考虑表面性质，光滑表面可选择紫外线消毒器近距离照射，或液体消毒剂擦拭；多孔材料表面可采用喷雾消毒法。

(四) 消毒、灭菌基本程序

被甲类传染病病人，以及肝炎、结核、艾滋病、炭疽病等病人的排泄物、分泌物、血液等污染的器材和物品，应先消毒再清洗，于使用前再按物品危险性的种类，选择合理的消毒、灭菌方法进行消毒或灭菌处理。普通病人用过的物品，可先清洗后消毒。

(五) 消毒工作中的个人防护

消毒因子大多对人是有害的，因此，在进行消毒时工作人员一定要有自我保护的意识和采取自我保护的措施，以防止消毒事故的发生和因消毒操作方法不当可能对人体造成的伤害。

（1）热力灭菌：干热灭菌时应防止燃烧；压力蒸汽灭菌应防止发生爆炸事故及可能对操作人员造成的灼伤事故。

（2）紫外线、微波消毒：应避免对人体的直接照射。

（3）气体化学消毒剂：应防止有毒有害消毒气体的泄漏，经常检测消毒环境中该类气体的浓度，确保在国家规定的安全范围之内；对环氧乙烷气体消毒剂，还应严防发生燃烧和爆炸事故。

（4）液体化学消毒剂：应防止过敏和可能对皮肤、黏膜的损伤。

（5）处理锐利器械和用具应采取有效防护措施，以避免可能对人体的刺、割等伤害。

三、医疗卫生机构隔离防护的基本要求

（一）基本概念

1. 标准预防

针对医院所有患者和医务人员采取的一组预防感染措施。包括手卫生，根据预期可能的暴露选用的手套、隔离衣、口罩、护目镜或防护面罩，以及安全注射。也包括穿戴合适的防护用品处理患者环境中污染的物品与医疗器械。标准预防基于患者的血液、体液、分泌物（不包括汗液）、非完整皮肤和黏膜均可能含有感染性因子的原则。

2. 隔离防护的隔离管理要求

（1）医疗卫生机构的基本标准、建筑设计和服务流程，应当符合预防传染病医院感染或医源性感染的要求。

（2）在新建、改建与扩建时，建筑布局应符合卫生学要求，并具备隔离预防功能，区域划分明确、标识清楚。

（3）隔离的实施应遵循"标准预防"和"基于疾病传播途径的预防"的原则。

（4）加强传染病患者的管理，包括隔离患者，严格执行探视制度。

（5）采取有效措施，管理传染源、切断传播途径、保护易感人群。

（6）加强医务人员隔离防护知识的培训，并为其提供合适、必要的防护用品，正确掌握常见传染病的传播途径、隔离方式和防护技术，熟练掌握操作规程。

（二）不同传播途径疾病的隔离原则

（1）在标准预防的基础上，医院应根据疾病的传播途径（接触传播、飞沫传播、空气传播和其他途径传播），结合各医院的实际情况，制定相应的隔离与预防措施。

（2）一种疾病可能有多种传播途径时，应在标准预防的基础上。采取相应传播途径的隔离与预防。

（3）隔离病室应有隔离标志，并限制人员的出入。黄色为空气传播隔离，粉色为飞沫传播的隔离，蓝色为接触传播的隔离。

（4）传染病患者或可疑传染病患者应安置在单人隔离房间。

（5）受条件限制的医院，同种病原体感染的患者可安置于一室。

（6）建筑布局符合《医院隔离技术规范》（WS/T311）第五章中的相应规定。应明确服务流程，保证洁污分开，防止因人流、物流交叉导致污染；根据建筑分区的要求，同一等级分区的科室宜相对集中，高危险区的科室相对独立，宜与普通病区和生活区分开；通风系统应区域化，防止区域间空气交叉污染；配备非手接触水龙头的流动水洗手和手消毒设施。

四、重点部门消毒隔离
防护基本要求

（一）感染性疾病门诊与病区基本要求

二级及以上综合性医院应当依据卫生部《关于二级以上综合医院感染性疾病科建设的通知》

将发热门诊、肠道门诊、呼吸道门诊和传染病科统一整合为感染性疾病科，具体负责本医疗机构传染病的诊治。未设立感染性疾病科的医疗机构应当设立传染病分诊点。

1. 选址与布局

（1）感染性疾病科和分诊点的设置要相对独立，标识明确，内部结构做到布局合理，分区清楚，流程合理，通风良好，具有消毒隔离条件，并符合医院感染预防与控制要求。

（2）感染性疾病科门诊应设置独立的挂号收费室、呼吸道（发热）和肠道疾病患者的各自候诊区和诊室、治疗室、隔离观察室、检验室、放射检查室、药房（或药柜）、专用卫生间；三级综合医院感染性疾病科门诊还应设置处置室和抢救室等。设有感染性疾病病房的，其建筑规范和设施应符合国家有关规定。

（3）传染病门诊与病区应根据要求分设一个或多个传染病病人的专用出入口、医务人员专用通道以及清洁物品和污染物品的出入口。各出入口应设有醒目标志。

（4）传染病门诊与病区内污染区、半污染区、清洁区应分区明确，互不交叉，并有醒目标志；清洁区内设有工作人员值班室、更衣室以及厕所与浴室等卫生设施；在清洁区与半污染区之间设置第二次更衣区。

（5）传染病病区的病人出入口处应分设出、入院卫生处理室（有单独的出、入口）；每间病室不超过4人，床间距应不小于1.1米；空气传播隔离病室入口还应设缓冲间，室内设卫生间（含盥洗、浴、厕设施）。

2. 消毒与灭菌设施

感染性疾病科门诊与病房应配备专用的消毒室与必要的消毒、隔离、防护设备和设施。各门诊与病区应配备衣物和纸张消毒设施、非手触式洗手装置、纱窗纱门与防虫防鼠设施以及必要的个人防护用品，呼吸道发热门诊与病室还应有空气隔离或消毒设施，推荐使用非手触式开关门装置。

3. 消毒隔离制度与要求

（1）传染病患者入院后，必须收入隔离病房（室）治疗，不得收入普通病房（室）。不同病种的传染病病人应分开安置，不得收入同一间病室内。

（2）根据有关法律、法规和规范要求，制定具有可操作性的感染性疾病科各门诊与病区的消毒隔离制度和工作流程，并有执行情况记录与定期检查记录。

（3）每个诊室、病房配备单独的听诊器、血压计、体温计等物品，每次用后即消毒。各门诊与病区内的医疗器械、消毒清洁用具等应专用，污染区、半污染区、清洁区的清洁用具不得交叉使用。

（4）病人使用过的医疗器械、用品等均应消毒后才能送出感染性疾病门诊与病房，一次性物品按感染性医疗废物处理。

（5）污染的化验单、病历卡、钱币等须消毒后送出感染性疾病门诊与病房。

（6）病人产生的生活垃圾（如瓜壳、纸张、一次性饭盒等）应作为感染性废物管理；所有感染性废物和病理性废物应当使用双层包装物包装。

（7）由专人负责门诊与病区内的消毒工作，保持室内空气流通，台面、门把手、地面、诊疗用品等物体表面应常规清洁消毒（每日至少2次）。病人的排泄物、呕吐物、分泌物、便器应立即消毒。排泄物、分泌物及污水必须经消毒处理后方可排放。病人出院后进行严格的终末消毒。

（8）严格探视制度。探视者必须探视病人时，医院应根据病种隔离的需要给探视者提供及指导使用个人防护用品。

4. 工作人员卫生与个人防护

（1）工作人员进入不同的区域应穿戴相应的个人防护用品，每诊治一位病人均应洗手或手消毒。个人防护用品应定期更换消毒，严重污染时随时更换消毒。

（2）工作人员不得在半污染区、污染区进食、吸烟。

（3）定期进行健康体检并建立健康档案，做好预防接种。

（二）呼吸道发热门诊消毒隔离防护基本要求

呼吸道发热门诊的消毒隔离除感染性疾病门诊与病区基本要求外，还必须达到以下要求：

1. 选址与布局

（1）呼吸道发热门（急）诊应当设在医疗机构内独立的区域，与普通门（急）相隔离，避免发热病人与其他病人相交叉；与其他建筑、公共场所的间距应达到相应的国家标准，并应设有醒目的标志。普通门（急）诊显著位置也要设有引导标识，指引发热病人抵达发热门（急）诊就诊。

（2）发热门（急）诊应通风良好，分设污染区、半污染区和清洁区，三区划分明确，相互不交叉，并有醒目标志。

清洁区：医务人员更衣室。

半污染区：缓冲区，治疗室，挂号、收费与药房。

污染区：候诊室、至少两间诊室、临时留置室、检验室、放射检查室、专用消毒室和独立卫生间。

2. 消毒灭菌设施

（1）发热门（急）诊业务用房应保持所有外窗

可开启,采用自然通风,保持室内空气流通。

（2）自然通风不良情况下,应安装足够的机械通风设施进行强制排风;有条件的医院应采取措施形成从清洁区到污染区的室内空气压力梯度;气流方向应从清洁区到半污染区、再到污染区、最后排出室外。

（3）发热门(急)诊应设置独立的空调系统,禁止使用下列空调系统:循环回风的空气空调系统;不设新风,不能开窗通风换气的水-空气空调系统;既不能开窗、又无新风、排风系统的空调系统;绝热加湿装置空调系统。设中央空调系统的,各区应独立设置;呼吸道发热门诊设全新风空调系统,新风量和换气次数不得低于设计规范要求;不设空调系统的,应确保自然通风。

（4）各业务用房有条件的宜设置紫外线空气消毒器,纱窗纱门、防虫防鼠等消毒隔离和卫生设施。

3. 消毒隔离制度与要求

发热门(急)诊入口处有专人发放一次性口罩和就诊须知,负责发热病人及其陪同人员的导诊和宣传基本防护知识。

工作人员应对患者及其陪客做好呼吸卫生的宣传与指导。

4. 工作人员卫生与个人防护

发热门(急)诊的医务人员必须在更衣室内脱

去自己的外衣,在第二更衣区换上工作服、帽、鞋,进入污染区前穿上专用工作服或隔离服以及医用外科口罩,接触病人时戴手套;离开污染区应脱下专用工作服或隔离衣、手套,离开半污染区前必须换下工作服、口罩、帽、鞋。对不同病人进行诊疗操作前后、离开污染区或半污染区时应洗手消毒。

(三)肠道与肝炎门诊消毒隔离防护基本要求

肠道与肝炎门诊的消毒隔离除感染性疾病门诊与病区基本要求外,还必须达到以下要求:

1. 选址与布局

肠道与肝炎门诊应当设在医疗机构内独立的区域,与普通门(急)相隔离,与其他建筑、公共场所的间距应达到相应的国家标准,并应设有醒目的标志。

(1)肠道门诊三区划分:

清洁区:医务人员更衣室、值班室、库房等。

半污染区:缓冲区,挂号收费、发药室、治疗准备室。

污染区:诊疗室、观察室、化验室、消毒室、病人专用厕所(蹲式坐便器)。

二级及以上综合性医院肠道门诊观察室应设置 4 张及以上观察床位,并配备必要的急救药械。

（2）肝炎门诊三区划分：

清洁区：医务人员更衣室、值班室、库房等。

半污染区：挂号收费、发药室、治疗准备室。

污染区：主要包括病人诊疗室、抽血化验室、消毒室。

（3）肠道门诊诊疗室、观察室、肝炎门诊的诊疗室应分别独立设置，确保肠道病人与肝炎病人就诊路线不交叉。

（4）肠道门诊与肝炎门诊污染区的化验室、消毒室以及半污染区、清洁区可合并使用，但化验室、挂号收费、发药室应分设窗口，确保肠道病人与肝炎病人不交叉。

2. 消毒隔离制度与要求

工作人员应对暂时未住院的患者和家属做好卫生宣传，给予消毒药物并指导消毒方法。

3. 工作人员卫生与个人防护

工作人员进入肠道与肝炎门诊的专用通道后，必须在更衣室内脱去自己的外衣，在第二更衣区换上工作服、帽、鞋，进入污染区前穿上专用工作服或隔离服、鞋套、戴上手套。离开污染区应脱下专用工作服或隔离衣、鞋套、手套，离开半污染区前必须换下工作服、帽、鞋。对不同病人进行诊疗操作前后、离开污染区或半污染区时应洗手消毒。

(四)肝炎隔离病区医院感染管理基本要求

肝炎隔离病区的消毒隔离除感染性疾病门诊与病区基本要求外,还必须达到以下要求:

1. 选址与布局

(1) 肝炎隔离病区所在的建筑物与其他建筑、公共场所的间距应达到相应的国家标准,有明显标志。

(2) 应设 3 个以上出入口,做到工作人员与病人进出分开;病人出院与入院分开;清洁物品和污染物品分开,工作人员进出口处应设更衣室,病人进出口处分别设出、入院卫生处理室。

(3) 应严格划分清洁区、半污染区和污染区,相互不交叉,并有醒目标志。

清洁区:工作人员更衣室、值班室、病区配膳室、库房等。

半污染区:缓冲区,办公室、治疗室、工作人员衣物消毒、出院卫生处理室。

污染区:病室、厕所、消毒室、入院卫生处理室。

2. 消毒隔离制度与要求

(1) 医护人员要教育病人遵守病室消毒隔离制度,病人在住院期间应在指定范围内活动,不得随意外出。严格执行探望制度,探望期间禁止家属进入病房。

（2）出院病人必须做好出院卫生处理，换穿清洁衣服。病人换下的衣服连同自带的用品等一切物品必须经消毒处理后方可交病家带回。

（3）病人出院、转院、死亡后，病人用过的被单、床单、枕套等必须全部更换，经消毒后清洗；病人污染的环境必须作终末消毒处理。

（4）非该病区工作人员需进入时，应经该病区医务人员许可，并接受消毒隔离要求的指导，并严格遵守消毒隔离制度。

（5）由于不同型别的传染性病毒性肝炎的传播途径不同，不同型别的病毒性肝炎患者不可收治于同一隔离病房。

3. 工作人员卫生与防护

（1）工作人员在怀孕期及哺乳期不宜在肝炎隔离病区工作。发生针刺伤等职业暴露事件后应马上报告有关部门，按照相关预案处理。

（2）工作人员进入肝炎隔离病区后，必须在更衣室内脱去自己的外衣，在第二更衣区换上工作服、帽、鞋，进入污染区前加穿隔离衣、鞋套并戴上手套。离开污染区进入半污染区前应脱下隔离服、鞋套、手套；离开半污染区进入清洁区前必须换下工作衣、帽、鞋。

（3）对不同病人进行诊疗操作前后、离开污染或半污染区和病区时应洗手消毒。接触不同病种的病人,应更换隔离衣、手套。

(五)消毒供应中心(室)消毒隔离防护基本要求

消毒供应中心是对医疗用品进行清洗、消毒、灭菌的关键部门,直接关系到消毒灭菌的质量和医院感染预防控制的效果。最近卫生部发布了《医院消毒供应中心第 1 部分:管理规范(WS 310.1)》《医院消毒供应中心第 2 部分:清洗消毒及灭菌技术操作规范(WS 310.2)》和《医院消毒供应中心第 3 部分:清洗消毒及灭菌效果监测标准(WS 310.3)》,根据国际先进理念提出了一些新的做法和要求。

1. 选址与布局

(1)供应室宜设在住院部和门诊部的中间位置(宜接近手术室、产房和临床科室,或与手术室有物品直接传递的专用通道),周围环境清洁、无污染源,区域相对独立,分设发物与收物窗口。供应室不宜建在地下室或半地下室,通风采光应良好。

(2)供应室内部布局合理,分为辅助区域和工作区域。

(3)工作区域分去污区、检查包装及灭菌区和无菌物品存放区,区域划分清楚,区域间应有实际屏障;物流由污到洁,不交叉、不逆流;空气流由洁到污,采用机械通风的,去污区保持相对负压,检查包装及灭菌区保持相对正压;去污区、检查包装和无菌物品存放区之间应分别设人员出入缓冲间(带)以及洁、污物品传递通道;缓冲间(带)应设非手触式洗手设施,无菌物品存放区内不应设洗手池;天花板、墙壁、地面等应光滑、不落尘,便于清洗与消毒;地面与墙面踢脚及所有阴角均应为弧形设计;专用洁具间应采用封闭式设计。

去污区:污物收集、分类、清洗、浸泡消毒,污车清洗。换气次数大于等于 10 次/h、温度 16～21℃、相对湿度 30%～60%。

检查包装及灭菌区:物品检查、制作(敷料间,手套间)、装配、包装、灭菌,洁车存放,库房。换气次数要求达到 10 次/h、温度 20～23℃、相对湿度 30%～60%。

无菌物品存放区:无菌物品储存。换气次数要求达到 4～10 次/h、温度低于 24℃、相对湿度低于 70%。

(4) 辅助区域包括工作人员更衣室、值班室、办公室、休息室、卫生间等。

2. 清洗、消毒、灭菌设施与材料

供应室应具备物品回收、消毒、洗涤、敷料制作、组装、灭菌、存储、发送全过程所需要的设备和条件。

(1) 医疗器械清洗消毒设备与设施:污物回

收器具、分类台、手工清洗池、手工、机械清洗消毒设备、压力水(气)枪、超声清洗装置、干燥设备、车辆清洗装置等。

（2）检查、包装设备：带光源放大镜的器械检查台、包装台、器械柜、敷料柜、包装材料切割机、医用热封机、清洁物品装载设备等。

（3）灭菌设备与设施：压力蒸汽灭菌器、无菌物品装卸设备，以及其他符合国家规定的消毒灭菌装置及其配套的辅助设备。

（4）储存、发放设施：无菌物品存放设施及运送器具等。

（5）环境消毒设备与设施：配备必需的环境物体表面与手消毒剂及其设施；清洁区和无菌物品存放区应配备空气消毒设备，如安装紫外线灯，其功率应达到 1.5 W/m³。

（6）耗材要求：

① 医用清洗剂：应根据需要选择适宜的对金属腐蚀性小、不加速返锈、与医疗器械有良好相容性的清洁剂，分为有碱性、中性、酸性和酶清洗剂。

② 清洗用水：应有冷热自来水、软水、纯化水或蒸馏水供应，水质符合相应的标准或规范。

③ 灭菌蒸汽用水：应为软水或纯化水。

④ 医用润滑剂：应为水溶性，与人体组织有较好的相容性，不破坏金属材料的透气性、机械性

和其他性能。

（7）灭菌医疗用品包装：

① 灭菌医疗用品包装容器或材料应能穿透压力蒸汽、环氧乙烷等杀菌因子，并与这些杀菌因子具有良好的相容性；还应能阻挡环境微生物穿透与污染，维持医疗用品灭菌后的无菌状态。

② 使用带有化学指示标识的灭菌医疗用品包装（如纸塑包装袋）须有卫生许可批件，并在有效期内使用。

③ 在包装制作过程中，应注意对锐边与突出物进行保护后再包装；并应注意确保使用者开启包装时产品以正确的方向无菌取出。

④ 包装完成后应进行目力检测，如密封或闭合是否完好、有无外来物、湿气水分或水印、破损等。

⑤ 手术器材采用闭合式包装方式的，应由2层包装材料分2次包装；密封式包装如使用纸袋、纸塑袋包装，可使用一层，适合单独包装的器械。

3. 消毒隔离制度与要求

（1）病房门诊等使用的受传染病病原体或耐药菌污染的医疗器械等，应先由病区（室）消毒后再送供应室，未经消毒的物品可以拒收。

（2）清洁与污染物品，消毒与未消毒物品必须严格分开放置，标有明显标记。

（3）诊疗器械、器具和物品的回收、分类、清洗、消毒、干燥、检查和保养、包装、封包、灭菌、贮存、发放等操作流程应符合《医院消毒供应室第二部分：清洗消毒及灭菌技术操作规范》（WS 310.2）的要求。

（4）灭菌合格物品应有明显的灭菌标志以及灭菌日期失效日期,专室专柜存放,在有效期内使用,发放前须认真检查。无菌物品存放区环境的温度、湿度达到 WS 310.1 的规定时,使用普通棉布材料包装的无菌物品有效期宜为 14 d;未达到环境标准时,使用普通棉布材料包装的无菌物品有效期不应超过 7 d。

（5）灭菌后的无菌物品,应放入无菌区的柜橱（或架子上,推车内）;柜橱或架子应由不易吸潮、表面光洁的材料制成,表面再涂以不易剥蚀脱落的涂料,使之易于清洁和消毒;无菌物品存放架或柜应距地面高度不小于 20 cm,距离墙不小于 5 cm,距天花板不小于50 cm,顺序排放,分类放置,并加盖防尘罩。无菌区应专室专用,专人负责,限制无关人员出入。

（6）一次性使用无菌医疗用品,拆除运输外包装后方可移入无菌物品存放区,并记录物品出库日期、名称、规格、数量、生产厂家、生产批号、灭菌日期、失效日期等。

（7）无菌物品发放应遵循先进先出的原则,发放时确认无菌物品的有效性和包装完好性,发放记录应具有可追溯性。无菌物品一经发放,不应返回无菌物品存放区。

（8）污染室内的地面、桌面等应每日消毒二次;运送物品车辆应做到洁污分开,每日清洗消毒,分区存放。

（9）建立清洗、消毒、灭菌质量管理追溯制度,完善质量控制过程相关记录。

（10）被朊毒体、气性坏疽及突发原因不明的传染病病原体污染的诊疗器械、器具和物品,使用者应双层密封包装并标明感染性疾病名称,由消毒供应室单独回收并按以下流程处理:

① 朊毒体污染的处理:疑似或确诊朊毒体感染的病人宜选用一次性诊疗器械、器具和物品,使用后应进行双层密闭封装焚烧处理;可重复使用的污染器械、器具和物品,应先于 1 mol/L 氢氧化钠溶液内浸泡 1 h,再进入清洗、包装、灭菌程序;使用后的清洁剂、消毒剂应每次更换;每次处理结束应立即消毒清洗器具,更换个人防护用品,进行洗手和手消毒。

② 气性坏疽污染的处理:应先用有效氯含量为 1 000 mg/L～2 000 mg/L 的含氯消毒液浸泡 30 min～45 min(明显污染或血液、体液污染应采用有效氯含量为 5 000 mg/L～10 000 mg/L 的含氯消毒液至少浸泡 60 min)后,再进入清洗、包装、

灭菌程序。

③ 突发原因不明的传染病病原体污染的处理：应符合国家当时发布的规定要求。

4．工作人员卫生与防护

（1）不同区域人员防护着装应符合以下要求：

区域	操 作	防 护 着 装					
		圆帽	口罩	隔离衣/防水围裙	专用鞋	手套	护目镜/面罩
诊疗场所	污物回收	√	△			√	
去污区	分类、核对、机械清洗装载	√	√	√	√	√	△
	手工清洗	√	√	√	√	√	√
清洁区	检查、包装	√	△		√	△	
	灭菌物品装载	√			√		
	无菌物品卸载	√			√	△♯	
无菌物品存放	无菌物品发放	√			√		

注：√：应使用；△：可使用；♯：具有防烫功能的手套。

（2）工作人员在清洁区与无菌物品存放区应穿清洁工作服与鞋，不能穿至污染区与供应室外；污染区的工作服与鞋不能穿至清洁区与无菌区及供应室外；工作服每天更换 1 次，工作鞋每周更换 1～2 次；头发应完全罩住；不应戴珠宝饰物。

（3）去污区应配备洗眼装置。

（六）口腔科医院感染管理基本要求

1. 选址与布局

（1）口腔诊疗区域和器械清洗、消毒区域应当分开，区域之间有实际屏障，布局合理，有明显标志；能够满足诊疗工作和口腔诊疗器械清洗、消毒工作的基本需要；墙壁及天花板应无裂隙、不落尘，地面、墙裙、墙面、天花板，应便于清洁、消毒。

（2）候诊区域不应设在诊疗区域内，应与诊疗区域之间设有实际屏障。

（3）诊疗区域应有可开启的窗户，保持良好的自然通风，没有对流风的场所应设置机械通风设施，机械排风应直接排向室外，不得排入公共管道。

（4）技工室应独立成室，不应设在口腔诊疗区域内。

（5）诊疗器械清洗、消毒区域应根据工作流程合理划分去污区（清洗去污）、清洁区（器械维护、保养、检查、装配、包装及灭菌)、无菌物品存放区(或存放橱),各区之间应有物理屏障,标志清晰。

(6)诊疗室每台口腔综合治疗椅净使用面积应不少于 6 平方米,新建、改建、扩建诊疗室的每台口腔综合治疗椅净使用面积宜不小于 8 平方米。

(7)口腔科产生的医疗废物较多,应当设置单独的医疗废物分类收集点,同层楼面合并设置医疗废物分类收集点。分类收集点相对独立,设有相应的分隔设施,且易于管理,距无菌物品存放区域、药品摆放区域、病人候诊区域有一定距离;方便医疗废物的收集、转运;有标明医疗废物分类收集方法的示意图和有关文字说明;放置医疗废物分类收集包装的盛器应当为脚踏开启的封闭硬质盛器。

2. 消毒灭菌设备、设施

(1)应根据门诊规模、任务及工作量合理配置适当数量并符合要求的清洗消毒设备、设施。

(2)应配备压力蒸汽灭菌器,根据需要配备干热灭菌和快速卡式压力灭菌器。

(3)应配有污物回收器具、手工清洗池、超声清洗装置、干燥设备及相应的清洗用品等;工作量较大或有条件的口腔门诊宜配备机械清洗设备。

（4）诊疗室应设置足够的流动水洗手装置，洗手池应设置非手触式水龙头，并应防止污水外溅；每一诊疗单元配备手消毒液；方便医务人员在每一次操作前后进行手卫生与手消毒。

（5）诊疗区域、器械清洗消毒区域应安装足够的紫外线杀菌灯或符合要求的其他空气消毒设备。

3. 消毒隔离制度与要求

（1）应当根据工作量配备足够的口腔诊疗器械，特别是贵重诊疗器械如牙科手机，以确保诊疗器械使用能满足工作周转的需要；并应根据诊疗器械的危险程度及材质特点，选择适宜的消毒或者灭菌方法。

（2）进入病人口腔内的所有诊疗器械，必须达到"一人一用一消毒或者灭菌"的要求。

（3）凡接触病人伤口、血液、破损黏膜或者进入人体无菌组织和穿透正常软组织或骨头的各类口腔诊疗器械，包括牙科手机、车针、根管治疗器械、拔牙器械、手术治疗器械、牙周治疗器械、敷料等，使用前必须达到灭菌。

（4）接触病人完整黏膜、皮肤的口腔诊疗器械，包括口镜、探针、牙科镊子等口腔检查器械、各类用于辅助治疗的物理测量仪器、印模托盘、漱口杯等，使用前必须达到消毒。

（5）凡接触病人体液、血液的修复、正畸或修理异齿的模型等物品,送技工室操作前必须采用有效的方法进行消毒。

（6）可重复使用的口腔诊疗器械使用后,应当及时用流动水彻底清洗,其方式应采用手工刷洗或使用机械清洗设备清洗。接触病人体液、血液的器械应使用加酶洗液清洗,再用流动水冲洗干净;对结构复杂、缝隙多的器械,应当采用超声清洗。清洗后的器械应当擦干或者采用机械设备烘干。

（7）牙科手机和耐湿热、需要灭菌的口腔诊疗器械,应选择压力蒸汽灭菌的方法进行灭菌,灭菌参数的选择、灭菌前准备、灭菌物品的包装与装载、灭菌操作、无菌物品卸载等程序参照 WS 310.2 的有关规定。

（8）对不耐湿热、能够充分暴露在消毒液中的器械,可以选用化学方法进行浸泡消毒或者灭菌,器械必须完全浸泡在消毒剂中,盛装消毒剂的容器应注明品名、浓度、配制日期及使用期限、本次浸泡消毒的开始时间;器械使用前,应用无菌操作的方式将灭菌器械取出,并用无菌水将残留的消毒液冲洗干净。

（9）记录诊疗器械消毒或灭菌过程,并保存完整资料。

（10）根据采用的消毒与灭菌方式不同对口腔诊疗器械进行包装，在包装外注明消毒或灭菌日期和标识，并根据包装材料情况标注有效期限。用快速卡式压力蒸汽灭菌器灭菌器械，可不封袋包装，裸露灭菌后存放于无菌容器中备用，一经打开使用，有效期不得超过 4 小时。

（11）应采取措施对口腔综合治疗台进行有效消毒处理，保持口腔综合治疗台管道卫生，每次治疗开始前和结束后及时踩脚闸冲洗管腔 30 秒，减少回吸污染；有条件可配备管腔防回吸装置或使用防回吸牙科手机。

（12）洁牙机手柄、高速涡轮手机等器械使用前现用现装，用后应及时从牙椅上卸下来，不得留在牙椅连接管道接口上。

（13）在 X 线检查时应采取防止交叉感染的措施。

（14）口腔诊疗区域内应当保证环境整洁，每日对口腔诊疗、清洗消毒区域进行清洁、消毒；每日定时通风或进行空气消毒，对可能造成污染的诊疗环境及物体表面及时进行清洁、消毒处理；每周对环境进行一次彻底清洁消毒。

（15）使用中的戊二醛消毒液应当定期用浓度试纸检测戊二醛浓度；根据验证结果确定检测频率，最长不超过一周；无验证依据的，每天使用前进行检测。

4.工作人员卫生与防护

（1）口腔科医护人员须按照标准预防的要求做好个人防护。

（2）口腔疾病诊疗、器械清洗消毒、医疗废物处置时，工作人员应当穿戴高领工作衣、口罩、帽子、手套等防护用品；可能出现病人血液、体液喷溅时，或近距离操作时，应当穿戴防护服、护目镜或防护面罩；清洗诊疗器械时还应穿戴防渗围裙。

（3）每次操作前后应当严格洗手或者手消毒。医务人员戴手套操作时，每治疗一个病人应当更换一副手套并洗手或者手消毒。

（4）定期对从事口腔诊疗服务、器械清洗消毒、医疗废物处置的有关工作人员进行健康检查，并建立健康档案。必要时对相关人员进行预防接种。

5.注意事项

（1）不能用压力蒸汽灭菌的口腔手机不应被使用。环氧乙烷不是一种可靠的口腔手机灭菌方法，因为灭菌前无法确保手机内部彻底清洗干净和完全干燥。

（2）为避免人工分拣或处理过程中的损伤所引起的血源性感染危险，建议每个诊疗单元配备锐器处置容器，以便使用后的锐器能直接丢入其内。

（七）内镜室消毒隔离防护基本要求

内镜检查引起的医院内交叉感染已引起关注，主要感染微生物包括铜绿假单胞菌、幽门螺旋杆菌、分枝杆菌（含结核）、隐孢子虫等，也可引起HBV、HCV、HIV感染。

1. 选址与布局

（1）内镜的清洗消毒应当与内镜的诊疗工作分开进行，分设单独的清洗消毒室和内镜诊疗室，清洗消毒室应当保证通风良好。

（2）灭菌内镜的诊疗应当在达到手术标准的区域内进行，并按照手术区域的要求进行管理。

（3）内镜室的建筑面积应当与诊疗的规模和功能相匹配，设立病人候诊室（区）、诊疗室、清洗消毒室、内镜贮藏室等。

2. 消毒灭菌设施

（1）不同部位内镜的清洗消毒设备应当分开。

（2）按需配备足够数量的、能全浸泡与全灌注的内镜及其清洗消毒设备，以保证内镜清洗消毒质量。

3. 消毒灭菌基本要求

（1）凡进入人体无菌组织、器官或者经外科切口进入人体无菌腔室的内镜及附件,如腹腔镜、关节镜、脑室镜、膀胱镜、宫腔镜等,必须灭菌。

（2）凡穿破黏膜的内镜附件,如活检钳、高频电刀等,必须灭菌。

（3）凡进入人体消化道、呼吸道等与黏膜接触的内镜,如喉镜、气管镜、支气管镜、胃镜、肠镜、乙状结肠镜、直肠镜等,应当进行高水平消毒。

（4）内镜及附件用后应立即清洗、消毒或者灭菌,其时间应使用计时器控制。

（5）禁止使用非流动水对内镜进行清洗。

4. 内镜及其附件的清洗与消毒要点

（1）软式内镜的清洗与消毒要点。

① 严格执行六步法,即去污染、水洗、酶洗、清洗、消毒、冲洗和干燥。

② 当采用化学消毒剂浸泡时,应当将清洗擦干后的内镜置于消毒槽并全部浸没消毒液中,各孔道用注射器灌满消毒液。

③ 2%中性或碱性戊二醛的消毒灭菌时间为：胃镜、肠镜、十二指肠镜浸泡不少于10分钟；支气管镜浸泡不少于20分钟；结核杆菌、其他分枝杆菌等特殊感染患者使用后的内镜浸泡不少于45分钟；灭菌必须浸泡10小时；当日不再继续使用的胃镜、肠镜、十二指肠镜、支气管镜等需要消毒的内镜应当延长消毒时间至30分钟；每日诊疗

工作开始前必须对当日拟使用的消毒类内镜进行再次消毒,消毒时间不少于 20 分钟。使用专用过氧乙酸、邻苯二甲醛等消毒剂的使用方法和消毒时间按照相关规定和使用说明。

④ 使用内镜清洗消毒机进行清洗消毒之前必须先对内镜进行人工清洗。

⑤ 采用化学消毒剂消毒的内镜,使用前必须用无菌水彻底冲洗,去除残留消毒剂。

⑥ 每日诊疗工作结束,用 75％乙醇对消毒后内镜各管道进行冲洗、干燥。

⑦ 将消毒、冲洗与干燥后的内镜储存于专用洁净柜或镜房内。镜体应悬挂,弯角固定钮应置于自由位。储柜内表面或者镜房墙壁内表面应光滑、无缝隙、便于清洁,每周清洁消毒一次。

(2) 软式内镜附件的消毒与灭菌要点。

① 活检钳、细胞刷、切开刀、导丝、碎石器、网篮、造影导管、异物钳等内镜附件必须一用一灭菌。首选方法是压力蒸汽灭菌,也可用环氧乙烷灭菌或其他经卫生计生行政部门许可的内镜附件灭菌方法,具体操作方法遵照使用说明。

② 弯盘、敷料缸等应当采用压力蒸汽灭菌;非一次性使用的口圈可采用高水平消毒剂消毒,消毒后用水彻底冲净残留消毒液,干燥备用;注水瓶及连接管采用高水平化学消毒剂浸泡消毒,消

毒后用无菌水彻底冲净残留消毒液,干燥备用。注水瓶内的用水应为无菌水,每天更换。

③ 灭菌后的附件应当按无菌物品储存要求进行储存。

④ 每日诊疗工作结束,必须对吸引瓶、吸引管、清洗槽、酶洗槽、冲洗槽进行清洗消毒。

(3)硬式内镜的清洗消毒要点。

① 使用后立即用流动水彻底清洗,除去血液、黏液等残留物质,并擦干。

② 将擦干后的内镜置于多酶洗液中浸泡,时间按使用说明。

③ 彻底清洗内镜各部件,管腔应当用高压水枪彻底冲洗,可拆卸部分必须拆开清洗,并用超声清洗器清洗 5~10 分钟。

④ 器械的轴节部、弯曲部、管腔内用软毛刷彻底刷洗,刷洗时注意避免划伤镜面。

⑤ 硬式内镜的灭菌应首选压力蒸汽灭菌;环氧乙烷灭菌适于各种内镜及附件的灭菌;不能采用压力蒸汽灭菌的内镜及附件可以使用化学消毒剂灭菌,灭菌后应当用无菌水彻底冲洗,再用无菌纱布擦干;灭菌后的内镜及附件应当按照无菌物品储存要求进行储存。

⑥ 要求达到消毒的硬式内镜,如喉镜、阴道镜等,可采用煮沸消毒 20 分钟的方法;用消毒液

进行消毒时,有轴节的器械应当充分打开轴节,带管腔的器械腔内应充分注入消毒液,消毒后应当用流动水冲洗干净,再用无菌纱布擦干。

5. 工作人员卫生与防护

（1）在进行内镜诊疗时,工作人员应按标准预防的要求做好个人防护,穿戴工作服、口罩、帽子、手套等;在手术室内进行内镜诊疗时,个人防护还应符合手术室要求。

（2）在进行内镜清洗消毒时,工作人员除应按标准预防的要求做好个人防护,穿戴工作服、口罩、帽子、手套等外,还应当穿戴面罩和防渗透围裙、袖套。

（八）血液透析室消毒隔离防护基本要求

1. 选址与布局

（1）血液透析室应相对独立,与其他科室不交叉,设置在清洁、安静的区域,周围无污染源。

（2）血液透析室应合理布局,划分清洁区、半污染区、污染区,三区无交叉,清洁区、污染区及其通道必须分开。

清洁区:工作人员更衣室、休息室、贮存室、水处理室、透析液配制室。

半污染区:透析准备室（治疗室）、缓冲区。

污染区:分设普通病人与隔离病人待诊室、

更衣室、休息室、血透室（透析治疗室）；洗涤消毒室内分设普通病人与隔离病人清洗消毒槽及相应设备。

2. 消毒灭菌设施

（1）血液透析器复用设施：普通病人与隔离病人血液透析器的复用应分开并有明显标志，复用室有良好的通风排气设施，

（2）血液透析器复用间内应设有紧急眼部冲洗水龙头，确保复用工作人员一旦被化学物质飞溅损伤时能即刻有效地冲洗。

（3）透析液配制室内应安装足够数量的紫外线杀菌灯，每班消毒一次，每次 30～60 分钟。

3. 消毒隔离制度与要求

（1）建立健全各项制度：包括消毒隔离工作与检查制度，HBV、HCV 检查与阳性病人登记制度，血透与水处理设备保养维修清洗消毒制度，工作人员培训与定期体检制度，监测制度等。

（2）血液透析室应当建立严格的接诊制度，对所有初次透析的患者进行乙型肝炎病毒、丙型肝炎病毒、梅毒、艾滋病病毒感染的相关检查，每半年复查 1 次。

（3）透析治疗区、治疗室等区域应当达到《医院消毒卫生标准》中规定Ⅲ类环境的要求。

（4）乙型肝炎病毒、丙型肝炎病毒、梅毒螺旋

体及艾滋病病毒感染的患者应当分别在各自隔离透析治疗间或者隔离透析治疗区进行专机血液透析,治疗间或者治疗区、血液透析机相互不能混用。

(5)对需要隔离的患者应在隔离透析治疗间或者独立的隔离透析治疗区进行,并配备专门治疗用品和相对固定的工作人员。

(6)血液透析室应当按照《医院感染管理办法》,严格执行医疗器械、器具的消毒工作技术规范,血液透析室使用的消毒药械、一次性医疗器械和器具应当符合国家有关规定。一次性使用的医疗器械、器具不得重复使用。

(7)血液透析室应当根据设备要求定期对水处理系统进行冲洗消毒,并定期进行水质检测。每次冲洗消毒后应当测定管路中消毒液残留量,确保安全。

(8)血液透析室应当严格按照血液透析器复用的有关操作规范,对可重复使用的透析器进行复用。有条件的不建议使用复用透析器。

(9)HBV 标志物阳性患者、HCV 标志物阳性患者、HIV 携带者或艾滋病患者以及其他可能通过血液传播的传染病患者使用过的血液透析器不能复用;对复用过程所使用的消毒剂过敏的患者使用过的血液透析器不能复用。

（10）可复用的血液透析器应专人专用,用后经严格灭菌处理后方可重新使用,并严格掌握有效使用次数。

（11）每次病人治疗都使用外部压力变换过滤保护器,以预防透析机压力监测仪污染,每位病人治疗间更换过滤保护器并不复用(内部压力变换过滤保护器不需常规更换)。

（12）血液透析器的血室和透析液室必须无菌,血液透析器应注满消毒液,消毒液的浓度至少应达到规定浓度的 90%。血液透析器的血液出入口和透析液出入口均应消毒,然后盖上新的或已消毒的盖。

（13）处理后的血液透析器应在指定区域内存放,与待处理的血透器具分开放置,以防混淆导致污染甚至误用。

（14）每次透析结束后,应当对透析单元内透析机等设备设施表面、物品表面进行擦拭消毒,对透析机进行有效的水路消毒,对透析单元地面进行清洁,地面有血液、体液及分泌物污染时使用消毒液擦拭。

（15）不同病人透析之间应对经常接触的可能被血液污染的表面与内部进行清洁消毒,污染时随时消毒;使用后的血液透析器必须按医疗废物处理。

（16）病人进入血透室应穿病员服、鞋，离开时脱去；病人的床单、被单、枕套等物品应做到一人一用一更换。

（17）患者进行血液透析治疗时应当严格限制非工作人员进入透析治疗区。

（18）加强透析器、透析液制备与输入过程以及消毒灭菌效果的质量控制与监测，对透析中出现发热反应的病人及时进行血培养，查找感染源，采取控制措施。

（19）血液透析室应当建立医院感染控制监测制度，开展环境卫生学监测和感染病例监测。发现问题时，应当及时分析原因并进行改进；存在严重隐患时，应当立即停止透析工作并进行整改。

4. 工作人员卫生与防护

（1）医务人员对患者进行治疗或者护理操作时应当按照医疗护理常规和诊疗规范，在诊疗过程中应当实施标准预防，并严格执行手卫生规范和无菌操作技术。

（2）医务人员进入透析治疗区应穿工作服、换工作鞋（禁止穿拖鞋）。污染的工作衣、帽、鞋、口罩应每天放入消毒箱消毒，衣、帽等每周更换消毒 2 次，有严重污染时应随时更换。

（3）每一位可能接触患者血液的工作人员均应采取预防感染措施。在复用过程中操作者应穿戴手套、防护衣、围裙、袖套、面罩,应遵守感染控制预防标准,从事已知或可疑血液、体液污染物溅洒的操作步骤时,应戴面罩及口罩。

（4）工作人员进入血透室工作前和定期（每6个月）进行 HBV、HCV 标志物检查,对 HBsAb 阴性的病人与工作人员应接种 HBV 疫苗。

（5）血液透析室工作人员在工作中发生被血液污染的锐器刺伤、擦伤等伤害时,应当采取相应的处理措施,并及时报告机构内的相关部门。

5. 注意事项

（1）血透室内物品不共用,未使用过的物品不应回到清洁区或用于其他病人。

（2）制备与存放药物和清洁器材的区域应明确标示,与操作或存放污染或用过的器材、血样或有害生物容器的区域分开,预防清洁或无菌物品受到污染。

（3）静脉内注射多剂量小药瓶的操作应在远离病室的清洁区进行,准备单个病人的剂量;小药瓶不应穿刺一次以上,不应将多个小瓶内的残留药液集中使用;不应携带多剂量小药瓶在病人间流动。

（4）病室内用以存放清洁器材的供应车应放在离病人有足够距离的地方以避免血液污染。

（5）复用的透析器及其管道,应夹住管路,放入不漏水的容器内送至复用区；及时处理血液溢出与清除污物。

（6）注意透析液配制过程中的污染控制：浓缩液配制容器与工具应每日用处理水清洗一次，每周至少更换与消毒一次；消毒时应悬挂警示牌，消毒后用处理水去除残留消毒液并用合适的方法确认残留水平。

课程七　消毒隔离制度执行卫生监督

一、消毒隔离监督检查依据、内容与方法

(一) 消毒隔离监督管理相关依据

　　主要法律规章有《中华人民共和国传染病防治法》《消毒管理办法》《医院感染管理办法》《传染病预检分诊管理办法》等;有关的标准规范主要有《医院消毒卫生标准》(GB 15982)《消毒技术规范(2002年版)》《口腔器械消毒灭菌技术操作规范》(WS 506)《医疗机构口腔诊疗器械消毒技术操作规范》《软式内镜清洗消毒技术规范》(WS 507)《内镜清洗消毒技术操作规范(2004年版)》《医疗机构血液透析室管理规范》《血液透析器复用操作规范》《医疗机构消毒技术规范(WS/T 367)》《医院隔离技术规范》(WS/T 311)《医务人员手卫生规范》(WS/T 313)《疫源地消毒总则》(GB 19193)《医院消毒

供应中心第 1 部分：管理规范》WS 310.1、《医院消毒供应中心第 2 部分：清洗消毒及灭菌技术操作规范》WS 310.2、《医院消毒供应中心第 3 部分：清洗消毒及灭菌效果监测标准》WS 310.3、《小型压力蒸汽灭菌器灭菌效果监测方法和评价要求》《疫源地消毒剂卫生标准 (GB 27953)》《空气消毒剂卫生要求》(GB 27948 - 2011)《普通物体消毒剂卫生要求》(GB 27952 - 2011)《皮肤消毒剂卫生要求》(GB 27951 - 2011)《手消毒剂卫生要求》(GB 27950 - 2011)《黏膜消毒剂卫生要求》(GB 27954 - 2011)《医疗器械消毒剂卫生要求》(GB 27949 - 2011)《次氯酸钠发生器安全与卫生标准》(GB 28233)《臭氧发生器安全与卫生标准》(GB 28232)《紫外线空气消毒器安全与卫生标准》(GB 28235)《酸性氧化电位水生成器安全与卫生标准》(GB 28234)等。

（二）消毒隔离监督检查内容与方法

依据《传染病卫生监督工作规范》，对医疗卫生机构的消毒隔离的监督检查，主要包含以下内容：建立消毒管理组织、制度及落实情况；医疗卫生人员接受消毒技术培训、掌握消毒知识、执行消毒隔离制度的情况；医疗用品、器械的消毒、灭菌情况；消毒产品进货检查验收、使用和管理情况；

开展消毒与灭菌效果检测的情况;对传染病病人、疑似传染病病人的消毒隔离措施落实情况;医疗卫生机构的各类环境空气、物体表面、医务人员手、医疗器械、治疗用水、防护用品、消毒剂、消毒器械、污水处理、疫点(区)消毒及其消毒管理要求等是否符合《医院消毒卫生标准》和相应的规范、标准的情况。

1. 建立消毒管理组织、制度及落实情况

(1)检查内容:检查医疗卫生机构是否建立消毒管理组织、制定相关的制度,检查是否按规定履行管理职责。

(2)检查方法:检查医疗卫生机构负责消毒隔离的管理部门及相关科室,其中二级及以上医疗机构在医院感染管理部门检查,一级及以下医疗机构可在医院感染管理专(兼)职人员所在的科室进行检查。

检查医疗卫生机构设置消毒管理组织的文件,核实消毒管理人员,医疗机构是否按规定建立消毒管理组织。

检查医疗卫生机构是否按规定制定消毒管理制度。消毒管理制度是否包括消毒管理岗位职责、消毒隔离制度、消毒灭菌程序、消毒灭菌效果监测制度、消毒产品进货检查验收制度等。消毒隔离制度是否细化到相关部门或科室(就是各个科室要有符合自己实际情况的制度），消毒灭菌程序是否符合国家有关消毒技术规范、标准和规定。

2. 医疗卫生人员接受消毒技术培训、掌握消毒知识、执行消毒隔离制度的情况

（1）检查内容：医疗卫生人员是否接受消毒、隔离技术培训，掌握消毒隔离知识、严格执行消毒隔离制度。

（2）检查方法：

在医疗卫生机构负责消毒隔离的管理部门或继续医学教育部门查阅医疗卫生人员接受消毒、隔离技术培训的资料。现场提问相关工作人员消毒隔离知识，是否掌握消毒隔离知识。抽查相关工作人员执行消毒隔离制度情况，是否严格执行消毒隔离制度。

3. 医疗用品、器械的消毒、灭菌情况

（1）检查内容：检查所用的医疗用品、器械是否严格执行相关消毒工作技术规范，并符合以下要求：① 接触皮肤、黏膜的医疗器械、器具和物品必须达到消毒水平，比如体温计、血压计等；② 进入人体组织、无菌器官的医疗器械、器具和物品必须达到灭菌水平，比如手术包；③ 各种用于注射、穿刺、采血等有创操作的医疗器具必须一用一灭菌。④ 一次性使用医疗器具应当在使用后予以

销毁,不得重复使用。灭菌物品应标注灭菌批次、灭菌日期和失效日期,备用的灭菌物品应不超过失效日期。⑤ 检查各种医疗用品、器械是否按照使用情况选择相符合的消毒灭菌方法。

（2）检查方法：

现场检查消毒供应中心（室）、口腔科、内镜室、手术室、产房、血透室、介入治疗室等科室医疗用品、器械的消毒、灭菌情况：① 在临床科室可现场抽查可重复使用医疗用品器械灭菌包,存放场所是否清洁卫生无污染、灭菌包外是否有灭菌标识、包装是否规范、包内指示卡是否达到灭菌合格、包内器械放置是否规范等。② 查看消毒灭菌方法是否符合相关消毒技术规范要求。③ 灭菌设备使用、液体消毒剂的使用是否符合规范要求。可查阅消毒灭菌登记、检查消毒灭菌方法现场操作情况。④ 现场查阅可重复使用医疗用品器械消毒效果监测记录与报告。⑤ 核实病人数与所用医疗用品、器械数量以及消毒灭菌程序规定的时间是否匹配。⑥ 必要时对已消毒灭菌器械进行监督抽检,检验其是否达到消毒或灭菌要求。⑦ 现场检查一次性医疗器具使用后的处理方法,一次性医疗器具在使用后是否按规定销毁,是否存在以重复使用为目的浸泡消毒现象。一次性医疗器具是否按照医疗废物的要求进行集中处理。⑧ 检查灭菌物品、可重复使用的灭菌物品是否按规定标注灭菌批次、灭菌日期和失效日期；备用的可重复使用的及一次性的灭菌物品是否超过失效日期。可以在消毒供应中心（室），也可以在相关诊疗科室内的灭菌物品暂存处进行检查。

4. 开展消毒与灭菌效果检测的情况

（1）检查内容：① 医疗机构应当定期开展消毒与灭菌效果检测，并有检测报告。② 检测项目应当包括环境空气、物体表面、医务人员手、所使用的消毒剂和灭菌剂的有效成分含量、消毒灭菌器械的主要杀菌因子强度、化学指示物和带有指示标记的灭菌物品包装物的变色性能、生物指示物的染菌量以及医疗用品、器械的消毒灭菌效果等。没有自检条件的医疗机构可委托检验，并有相关有效的检测报告。③ 检测频次、检测的方法应当符合《消毒技术规范》《软式内镜清洗消毒技术规范》《医院消毒供应当中心清洗消毒及灭菌效果监测标准》等国家标准和规范的规定。④ 检测结果应当符合国家标准和规范的规定，检测结果不合格的应当有落实整改的措施。

（2）检查方法：① 现场检查医疗卫生机构负责消毒隔离的管理部门、消毒供应中心（室）以及临床相关科室的消毒灭菌效果检测制度。② 是否开展消毒灭菌效果自检,检测项目、频次、方法是否符合《消毒技术规范》等国家标准和规范的要求、结果是否符合 GB 15982 的要求,对存在问题是否及时进行整改。特别要注意对检测频次的检查,看是否符合要求,例如:内镜消毒的消毒剂浓度是否每日定时检测,灭菌内镜是否每月进行生物学检测,口腔科使用中的灭菌剂是否每月监测一次微生物污染。③ 查阅消毒与灭菌效果定期检测记录以及不合格的处理记录

5. 消毒产品进货检查验收、使用和管理情况

(1)检查内容:① 建立消毒产品进货检查验收制度情况;② 索取国产消毒产品生产企业卫生许可证、消毒产品卫生许可批件或卫生安全评价报告和备案凭证情况;核对消毒产品名称、生产企业或在华责任单位名称以及消毒产品标签(铭牌)、说明书;③ 检查消毒产品使用情况。

(2)检查方法:① 核查使用的国产消毒产品与产品卫生许可批件或卫生安全评价报告和备案凭证、生产企业卫生许可证标注的生产企业名称、产品类别是否一致,进口消毒产品卫生许可批件或卫生安全评价报告和与备案凭证标注的在华责任单位名称、产品类别是否一致;② 检查消毒产品进货记录和有效期;对使用中的手消毒剂还应

检查是否在启封后使用有效期内使用;③ 检查使用的消毒产品标签(铭牌)、说明书,核查新消毒产品的标签、说明书标注的内容是否与产品卫生许可批件一致;核查需要进行卫生安全评价的消毒产品标签(铭牌)、说明书标注的内容是否符合《消毒产品标签说明书管理规范》及相关标准、规范的要求并与备案提交的相符;核查其他消毒产品是否符合《消毒产品标签说明书管理规范》及相关标准、规范的要求。

6. 传染病病人、疑似传染病病人的消毒隔离措施落实情况

(1) 检查内容:对传染病病人、疑似传染病病人进行隔离的场所、设施和措施应符合《医院隔离技术规范》等要求,对传染病病人、疑似传染病病人消毒设施应符合《消毒技术规范》《疫源地消毒总则》等相关规范、标准的要求,运送传染病病人及其污染物品的车辆、工具随时进行消毒处理。

(2) 检查方法:现场检查传染病病人、疑似传染病病人隔离场所、设施、措施,是否符合《医院隔离技术规范》等要求。具体如下:① 检查传染病的门诊隔离场所、设施、措施。是否建立传染病预检、分诊制度,对预检为传染病病人或者疑似传染病病人的,是否分诊至相对隔离的感染性疾病科或者分诊点就诊;需要门诊输液的,是否有隔离输液室;需要留院观察的,是否有隔离观察室;对不具备收治条件的,是否按规定转诊。② 检查传染病的住院隔离场所、设施、措施。指定的具备传染病救治条件和能力的医疗机构是否对传染病病人、疑似传染病病人进行隔离,隔离病室是否有隔离标志(黄色为空气传播的隔离,粉色为飞沫传播的隔离,蓝色为接触传播的隔离),并限制人员的出入。传染病病人或可疑传染病病人是否安置在单人隔离房间;受条件限制、将同种病原体感染病人安置于一室的,两病床之间距离是否不少于 1.1 米。对于经飞沫传播、空气传播的,是否在呼吸道传染病病区隔离,其中,空气传播的,是否在负压病室隔离;对于经接触传播的,是否在感染性疾病病区隔离。医疗机构相关工作人员及传染病病人是否根据防护要求做好个人防护。③ 现场检查传染病诊疗场所消毒设施与消毒登记,医疗机构是否做好污染物品、场所、排泄物的随时消毒,病人转移后是否按规定做好终末消毒(包括单个病人转移后的床单位消毒)。④ 现场查阅传染病病人运送记录及车辆消毒记录,是否按规定使用专用车辆,运送传染病病人及其污染物品的车辆、工具是否随时进行消毒处理,消毒方法是否符合要求。

二、重点部门的消毒
隔离监督

（一）感染性疾病门诊与病区消毒隔离监督检查

1. 检查内容

（1）检查预检处标志、分诊流程，医务人员职业防护情况；

（2）检查发热门诊选址、内部布局、功能分区、通排风、消毒设施、废物处置、医护人员职业防护等；

（3）检查肠道门诊内部布局、功能分区、消毒设施、医护人员职业防护、消毒措施执行、医疗废物处置情况等；

（4）检查肝炎门诊内部布局、功能分区、消毒设施、医护人员职业防护、消毒措施执行情况等；

（5）检查性病门诊功能设置、消毒设施、医护人员职业防护、医疗废物安全处置及消毒措施执行情况等；

（6）检查传染病房选地址、内部布局、功能分区、消毒措施执行、医护与有关工作人员的职业防护、医疗废物安全处置情况等。

2. 检查方法

（1）现场查看预检处是否符合以下要求：

① 是否设立预检处,预检处相对独立、标志醒目;② 是否按要求测量病人体温,发热病人发放口罩情况;③ 预检医务人员是否清楚分诊流程(询问预检医务人员),引导发热病人到发热门诊就诊情况;④ 预检医务人员职业防护情况。

(2)现场查看发热门诊:① 选址:医疗机构内独立区域,与普通(门)急诊相隔开,设有醒目标志;② 内部布局、功能分区:有明确的污染、半污染和清洁区,相互无交叉,设有独立的候诊区、诊室(至少两间)、治疗室、观察室、检验室、放射检查室、药房(或药柜)、医护人员更衣室与第二次更衣区、专用厕所等,均有醒目标志;设有发热病人和医务人员专用通道,出入口标志醒目;③ 通排风:自然通风良好或有机械通风设施,空调通风系统与医院其他部门分开设置,各区域空调独立设置,对空调冷却水集中收集,消毒后排放;④ 洗手设施、消毒液、紫外线消毒灯等消毒设施情况;⑤ 医疗废物的安全处置;⑥ 医护人员职业防护;⑦ 医护人员对呼吸道发热病人的处置流程知晓情况(进行现场询问)。

(3)现场查看肠道门诊:① 内部布局、功能分区:符合《上海市医疗机构传染病专用门诊设置的基本卫生要求》,有独立候诊区、专用诊室、病人厕所,挂号、采血及化验、候诊、取药、注射等与普通门诊分开；② 消毒设施：洗手设施、消毒液、紫外线消毒灯、病历资料消毒设施等；③ 医护人员职业防护；④ 物体表面、地面等环节及物品消毒措施执行情况；⑤ 医疗废物安全处置和病人排泄物、分泌物及污水消毒处理情况；⑥ 二级及以上综合医院肠道门诊观察室观察床位设置情况。

（4）现场查看肝炎门诊：① 内部布局、功能分区：符合《上海市医疗机构传染病专用门诊设置的基本卫生要求》，有独立候诊区、专用诊室，挂号、采血及化验、候诊、取药、注射等与普通门诊分开；② 消毒设施：洗手设施、消毒液、紫外线消毒灯、病历资料消毒设施等；③ 医护人员职业防护；④ 物体表面、地面等环节及物品消毒措施执行情况。

（5）现场查看性病门诊：① 有相对独立的候诊区域、专用诊室、检查室、治疗室；② 医疗器械、医疗用品的消毒灭菌情况；③ 使用的注射器、输液器、采血针、采样拭子、扩阴器、手套、纸巾、试管等是否是一次性医疗用品；④ 洗手设施、消毒液、紫外线消毒灯等消毒设施；⑤ 医护人员职业防护；⑥ 医疗废物安全处置。

（6）现场查看传染病房：① 传染病房所在位置、病人和医务人员出入口、与其他病房间无交叉；② 内部布局、功能分区：污染区、半污染区和清洁区间无交叉,设有专用消毒室或消毒柜,各病室有流动水洗手设施,隔离病室入口设缓冲间;③ 不同传染病种病人分开安置,疑似筛查病区是否按单人病室布置;④ 病房空气、物体表面及地面等消毒措施执行情况;⑤ 探视人员消毒隔离制度执行情况;⑥ 医护与有关工作人员的职业防护,诊疗不同病人间的洗手与手消毒情况;⑦ 各类医疗器械、仪器设备等消毒与清洗情况;⑧ 传染病病人生活用品和生活垃圾消毒处理情况;⑨ 医疗废物安全处置。

(二) 消毒供应中心(室)消毒隔离监督检查

1. 检查内容

重点检查消毒供应中心(室)管理规章制度建立与落实、环境布局流程、设备设施、人员培训、器械清洗消毒包装灭菌、无菌物品储存、隔离防护、消毒灭菌效果监测等情况。

2. 检查方法

现场查看消毒供应中心(室):

(1) 环境布局流程:三区划分有去污区、检查、包装及灭菌区和无菌物品存放区,三区布局合理,无交叉;去污区、检查、包装及灭菌区和无菌物品存放区之间设有实际屏障;物流能做到由污到洁,不交叉、不逆流;去污区与检查、包装及灭菌区之间设有物品传递通道;内部环境整洁,天花板、墙面无裂隙、不落尘,光滑、便于清洗消毒;墙面踢脚、阴角均为弧形设计;地面易清洗、耐腐蚀;去污区与检查、包装及灭菌区以及无菌物品存放区之间分别设有人员出入缓冲间(带);内部通风、采光情况良好;空气气流由检查、包装及灭菌区流向去污区等。

(2)设备设施:灭菌设备、清洗消毒设备配备情况,是否满足灭菌工作的需要;出入缓冲间(带)设有洗手设施,水龙头为非手触式;去污区配置有洗眼装置等。

(3)管理制度:建立有质量管理追溯制度书面资料;建立有问题灭菌物品召回制度,并有记录;建立有清洗、消毒、包装、装载、灭菌等环节操作规程书面材料;建立有与相关科室的联系制度书面材料,并有意见反馈与改进记录;消毒供应中心工作人员经过岗位培训能当场提供岗位培训证明材料;建立有主管院长负责制和相关部门管理职责书面材料;建立有工作人员岗位职责书面材料等。

(4)人员培训:压力蒸汽灭菌、环氧乙烷灭菌等设备操作人员是否经过消毒灭菌知识培训合格上岗,并提供合格证明。

(5)器械清洗消毒:现场抽查 5 件清洗后器

械或者物品表面及关节、齿牙光洁,无血渍、污渍、水垢等残留物质和锈斑,现场查看器械、物品和清洗消毒器的清洗质量监测记录;清洗后器械是否经过消毒处理;

（6）器械包装：检查灭菌包采用的包装材料是否合适;检查灭菌包的包装是否完整、无破损、漏气;检查灭菌包内轴节类器械轴节是否打开,硬质容器采用安全闭锁装置;查看灭菌包外标识,标明物品名称、检查打包者姓名或编号、灭菌器编号、批次号、灭菌日期、失效日期、包外有化学指示胶带贴封等。

（7）器械灭菌：询问器械物品的灭菌方法,查看灭菌器每次运行情况记录,检查灭菌方法和灭菌参数是否选择正确;器械、物品装载是否规范等。

（8）无菌物品储存与运送：灭菌物品分类、分架存放在无菌物品存放区;放置固定位置,有标识;一次性使用无菌物品去除外包装存放;物品存放架距地面、离墙距天花板;已灭菌物品与未灭菌是否混放;运送无菌物品的器具能做到密封加锁装置,表面清洁、干燥存放。

（9）隔离防护：检查不同区域工作人员个人防护着装是否符合要求。

（10）消毒灭菌效果监测：询问质量监测工作

是否专人负责;检查是否对清洗消毒器、压力灭菌器、干热灭菌器、低温灭菌器等设备进行检测与验证,查看检测报告与记录材料;现场查阅物品清洗、消毒、灭菌操作质量控制过程记录或打印资料;检查预真空灭菌器 B-D 试验记录;高危险性物品灭菌包内放置有化学指示物;检查灭菌效果生物监测报告资料,查看灭菌生物监测周期;重点检查植入物及植入性手术器械能否在生物监测合格后发放等。

（11）外来器械洗消:查看外来医疗器械的清洗、消毒灭菌是否由消毒供应中心统一负责,询问外来器械的灭菌程序等。

（12）消毒药械:检查消毒灭菌设备、消毒剂、消毒灭菌监测材料等采购验收记录,能现场消毒药械的有效生产企业许可证复印件、卫生许可批件、卫生安全评价报告等。

（三）口腔科消毒隔离监督检查

1. 检查内容

重点检查口腔诊疗有关的医院感染管理规章制度建立与落实、器械消毒、环境布局、设施配备、隔离防护、消毒灭菌效果监测等情况。

2. 检查方法

（1）管理制度:查阅口腔诊疗器械消毒工作

制度和口腔消毒管理责任制书面资料。

（2）环境布局：查看口腔诊疗区域和口腔诊疗器械清洗、消毒区域是否分开；器械清洗消毒区布局流程情况，洁污是否分开等。

（3）设施配备：查看压力灭菌设备、酶洗和超声清洗设备、洗手设施配备情况，是否采用非手触式水龙头；环境空气消毒设施情况等。

（4）器械消毒：询问器械物品的消毒灭菌方法，查看灭菌器每次运行情况记录，检查灭菌方法和灭菌参数是否选择正确，器械、物品装载是否规范等；检查口腔器械化学消毒时能完全浸没于消毒剂中，化学消毒容器外标识有消毒起止时间、消毒剂的名称和浓度、配制时间等；修复、正畸模型送技工室操作前消毒情况。

（5）器械包装：检查灭菌包采用的包装材料是否合适；检查灭菌包的包装是否完整、无破损、漏气；检查灭菌包内轴节类器械轴节是否打开；查看灭菌包外标识，标明物品名称、检查打包者姓名或编号、灭菌器编号、批次号、灭菌日期、失效日期、包外有化学指示胶带贴封等。

（6）器械清洗消毒：现场抽查 5 件清洗后器械或者物品表面及关节、齿牙光洁，无血渍、污渍、水垢等残留物质和锈斑，现场查看器械、物品和清洗消毒器的清洗质量监测记录；清洗后器械是否经过消毒处理。

（7）无菌物品储存：灭菌物品存放在专门存放区，放置固定位置，有标识；已灭菌物品与未灭菌是否混放；有无重复使用一次性使用的医疗器械，包装完好，无过期产品。

（8）隔离防护：检查医护人员在操作前及操作后能严格洗手或者手消毒；戴手套操作时能每治疗一个病人更换一副手套并洗手或者手消毒；医务人员口罩、帽子、护目镜佩戴情况是否合适；检查正在进行诊疗的医师治疗开始前和结束后及时踩脚闸冲洗管腔30秒。

（9）消毒灭菌效果监测：现场查阅物品消毒灭菌操作质量控制过程记录或打印资料；检查高危险性物品灭菌包内放置有化学指示物；检查灭菌效果生物监测报告资料，查看灭菌生物监测周期；现场检测使用中消毒剂浓度符合要求等。

（10）消毒药械：检查消毒灭菌设备、消毒剂、消毒灭菌监测材料等采购验收记录，能现场消毒药械的有效生产企业许可证复印件、卫生许可批件、卫生安全评价报告等。

（四）血透室消毒隔离监督检查

1. 检查内容

重点检查血透室诊疗规章制度建立与落实情

况、环境布局、消毒管理、设施配备、透析床单位、透析器复用、隔离防护、透析用水的监测情况、医院感染病例监测报告等情况。

2. 检查方法

（1）管理制度：查阅具体的血透室消毒隔离制度、血透室医院感染控制监测与报告制度、严格的接诊制度、血透室医院感染暴发和不明原因突发事件应急处置预案和工作流程等书面资料。

（2）环境布局：内部布局合理，污染区、半污染区、清洁区划分明确，清洁区、污染区的通道分开，区域之间无交叉，隔离病人与普通病人净化区分开。

（3）设施配备：在透析治疗区内设置手卫生设备：非接触式洗手设施、消毒洗手液、速干手消毒剂、干手物品或设备。

（4）透析床单位：检查每台血液透析机的独立运行档案，检查透析后是否按规定或厂家要求对透析机进行有效水路消毒，使用消毒剂的情况；每次透析后是否对透析机等设备表面、物品表面进行擦拭消毒，对地面进行清洁或消毒；患者使用的床单、被套、枕套等物品清洁，并一人一用一换，病人使用后的非一次性衣物、被服等应消毒处理后外送。

（5）隔离防护：检查乙肝、丙肝等传染病患者透析是否做到专间专机;隔离透析区配备有专门的治疗用品,感染患者使用的设备和物品(如病历、血压计、听诊器、治疗车、机器等)是否标识清楚;隔离透析治疗区工作人员是否能做到每班相对固定;患者透析治疗时能严格限制非工作人员进入透析治疗区;工作人员在不同血透病人操作时是否能更换手套并洗手,工作人员个人防护情况等。

(6)复用:检查是否有复用,如果有复用应检查复用室是否独立设置,与其他区域分开;复用透析器是否有可复用标识,乙肝病毒抗原、丙肝病毒抗体标志物阳性患者、梅毒、HIV携带者等患者等用的透析器不得复用;复用透析器用后处理及时,使用的消毒剂浓度、消毒时间等符合规范要求;复用透析器复用标签是否规范清晰,有患者姓名、病历号、使用次数、每次复用日期及时间等标识;待使用复用透析器的存放场所是否清洁无污染,定点放置;复用工作人员是否经过培训考核上岗,个人防护是否符合要求,复用间通风状况情况,有无通排风设施;复用间设有紧急眼部冲洗水龙头;一般不建议复用透析器。

(7)监测情况:检查透析液、透析用水细菌总数、内毒素监测,环境卫生学监测情况,查阅监测报告、监测周期、询问采样位置以及监测不合格情况的原因分析和采取措施情况。检查血透病人医院感染病例监测情况。

（8）水处理系统：是否按设备要求定期对水处理系统冲洗消毒，是否有水处理系统运行状态的工作档案，水处理设备的滤砂、活性炭、阳离子交换树脂、反渗膜等更换情况是否符合要求等。

（9）人员管理：检查血透室工作人员是否经消毒隔离相关知识培训考核上岗，并当场提供培训考核合格证明材料，检查护士配备情况，隔离透析治疗区工作人员能做到每班相对固定等。

（10）消毒药械：检查消毒灭菌设备、消毒剂、消毒灭菌监测材料等采购验收记录，能现场提供消毒药械的有效生产企业许可证复印件、卫生许可批件、卫生安全评价报告等。

（五）内镜室消毒隔离监督检查

1. 检查内容

重点检查内镜室诊疗规章制度建立与落实、环境布局、内镜消毒、设施配备、隔离防护、消毒灭菌效果监测等情况。

2. 检查方法

（1）管理制度：查阅内镜室管理有关规章制度（消毒隔离、人员培训、职业防护、监测制度、清洗消毒操作规程等）的书面材料。

（2）环境布局：检查诊疗室和清洗消毒室分设，不同内镜分室进行并清洗消毒设备、设施分开，灭菌内镜在达到手术标准区域内进行。

（3）清洗消毒：检查内镜及附件用后是否立即清洗、消毒或者灭菌，询问消毒或灭菌方法是否符合国家相关规范要求；查看内镜消毒灭菌前是否流动水洗、刷洗、酶洗等；内镜及附件的清洗、消毒或灭菌时间是否使用计时器控制；内镜消毒灭菌前是否擦干；内镜清洗纱布是否一次性使用；内镜清洗刷、防水帽等物品是否一用一消毒；内镜消毒剂消毒灭菌时是否完全浸没，浸泡时间是否符合要求。

（4）内镜储存：存放室（储柜）清洁干燥；灭菌后的内镜及附件是否按照无菌物品储存的要求进行储存；内镜悬挂储存于专用洁净柜或镜房内。

（5）职业防护：内镜清洗工作人员职业防护措施符合要求（佩戴工作服、防渗透围裙、口罩、帽子、手套等）；清洗消毒室是否有良好通风。

（6）消毒灭菌效果监测：消毒剂浓度每日定时监测并记录；使用消毒剂有效浓度定性监测应达到规定浓度；消毒后内镜每季度进行生物学监测并记录；查阅灭菌内镜生物学监测报告与记录情况，采用过氧化氢等离子体灭菌内镜应检查是否每天进行一次以上灭菌循环的生物监测；其他低温灭菌方法的监测要求应符合国家有关标准规定。

三、消毒隔离违法
案由及处理

(一) 未建立消毒管理组织,制定消毒管理制度,执行国家有关规范、标准和规定,定期开展消毒与灭菌效果检测工作

(1) 概念:本案由是指医疗卫生机构的未建立消毒管理组织,制定消毒管理制度,执行国家有关规范、标准和规定,定期开展消毒与灭菌效果检测工作。该案由包括多项规定内容,具体要求是指:① 建立消毒管理组织,一般认为该组织是指负责本机构内的各项消毒卫生工作、由专职或兼职消毒人员组成的管理组织,组织结构、人员组成及其职责应有文件和书面材料形式确定。② 制定消毒管理制度,该制度应能反映机构是如何开展消毒管理工作的,应明确负责各项消毒工作和消毒管理工作的人员是如何执行国家有关消毒卫生方面的规范、标准和规定的。③ 执行国家有关规范、标准和规定,一般认为这里所指的规范、标准和规定应与消毒卫生工作有关,如《消毒技术规范》《医院消毒卫生标准》《口腔器械消毒灭菌技术操作规范》《医疗机构口腔诊疗器械消毒技术操作

规范》《软式内镜清洗消毒技术规范》《内镜清洗消毒技术操作规范》《血液透析器复用操作规范》、医院消毒供应中心相关规范等等；④ 定期开展消毒与灭菌效果检测工作，不仅要求医疗卫生机构开展消毒与灭菌效果检测工作，而且开展检测工作的具体内容和检测周期应符合国家有关规范、标准和规定的要求。

（2）违法主体：本案的主体医疗卫生机构具体指从事医疗保健、疾病控制、采供血机构及与上述机构业务活动相同的单位。

（3）立案标准：根据《消毒管理办法》第四条的规定，医疗卫生机构有下列情况之一者即可立案。① 未建立消毒管理组织，未查见消毒管理组织的组织结构、人员组成及其职责的书面材料；② 未制定指导其消毒卫生工作的管理制度；③ 未执行国家有关规范、标准和规定的要求，这些规范、标准和规定与消毒卫生工作有关；④ 未开展或未定期开展消毒与灭菌效果检测工作，开展消毒与灭菌效果检测工作的具体检测内容和检测周期不符合国家有关规范、标准和规定的要求。

（4）确定案件事实的证据：

① 证明医疗卫生机构内部未建立负责的消毒管理组织的证据：现场未查见消毒管理组织的文件和书面材料，经调查证实当事人未建立消毒

管理组织,没有明确的组织结构、人员组成和分工。

② 证明医疗卫生机构未制定消毒管理制度的证据:现场未查见消毒管理制度的书面材料,经调查证实当事人未制定能指导实际消毒卫生工作的书面制度,或者消毒管理制度明显与国家有关消毒卫生方面的规范、标准和规定不相符,或者该制度不能反映该机构是如何开展消毒管理工作的。

③ 证明医疗卫生机构未执行国家有关规范、标准和规定的证据:现场查见医疗卫生机构未执行国家有关消毒卫生管理方面的技术规范、标准和规定,或者与国家有关消毒卫生管理方面的技术规范、标准和规定不相符。

④ 证明医疗卫生机构未定期开展消毒与灭菌效果检测工作的证据:现场未查见开展消毒与灭菌效果检测工作的记录、报告等书面材料,或者开展检测工作的具体内容和检测周期不符合有关规定要求,调查证实当事人未开展消毒与灭菌效果检测工作,开展消毒与灭菌效果检测工作的内容不全、检测周期比国家有关规范、标准和规定的周期要长。

以上证据都应包括卫生计生行政部门对当事人监督检查制作的现场笔录、当事人的陈述、物证、书证、证人证言、视听资料、鉴定意见、电子数据等证明违法事实的材料。

（5）法律适用：该案违反条款是《消毒管理办法》第四条。处罚条款为《消毒管理办法》第四十一条：由县级以上地方卫生计生行政部门责令限期改正，可以处 5 000 元以下罚款；造成感染性疾病暴发的，可以处 5 000 元以上 20 000 元以下罚款。

（二）工作人员未接受消毒技术培训、掌握消毒知识，并按规定严格执行消毒隔离制度

（1）概念：本案是指医疗卫生机构工作人员未接受消毒技术培训、掌握消毒知识，并未按规定严格执行消毒隔离制度。该案由针对医疗卫生机构工作人员消毒技术培训、掌握与执行情况，要求医疗卫生机构工作人员：① 接受消毒技术培训、掌握消毒知识。培训内容应包括医疗器械、诊疗用品、医务人员手、皮肤与黏膜、环境物体表面、空气、污水、污物等的消毒知识，不同专业、不同岗位还必须重点对本专业、岗位涉及消毒技术知识进行专门培训和岗位等；② 按规定严格执行消毒隔离制度。消毒隔离制度主要包括国家出台的有关规范、标准和规定中有关消毒隔离的要求。

（2）违法主体：本案的主体医疗卫生机构具

体指从事医疗保健、疾病控制、采供血机构及与上述机构业务活动相同的单位。

（3）立案标准：根据《消毒管理办法》第五条的规定，医疗卫生机构有下列情况之一者即可立案。① 医疗卫生机构工作人员未接受消毒技术培训、掌握消毒知识；② 医疗卫生机构工作人员未按规定严格执行消毒隔离制度。

（4）确定案件事实的证据：

① 证明医疗卫生机构工作人员未接受消毒技术培训、掌握消毒知识的证据：现场未查见医疗卫生机构工作人员消毒技术知识培训材料，询问工作人员对有关消毒知识不知晓，或者不能正确操作有关消毒技术知识，或者规定需要上岗前培训的不能提供相应培训证明材料；

② 证明医疗卫生机构工作人员未按规定严格执行消毒隔离制度的证据：现场检查发现医疗卫生机构工作人员未严格执行国家有关规范、标准和规定中有关消毒隔离的要求。

以上证据都应包括卫生行政部门对当事人监督检查制作的现场检查笔录、当事人陈述、相关书面材料、影像资料等证明违法事实的材料。

（5）法律适用：该案由违反条款为《消毒管理办法》第五条。处罚条款为《消毒管理办法》第四十二条：由县级以上地方卫生行政部门责令限期改正,可以处 5 000 元以下罚款;造成感染性疾病暴发的,可以处 5 000 元以上 20 000 元以下罚款。

(三) 使用的进入人体组织或无菌器官的医疗用品未达到灭菌要求(注射、穿刺、采血器具未一人一用一灭菌;接触皮肤、黏膜的器械和用品未达到消毒要求;使用的一次性使用医疗用品用后未及时进行无害化处理)

(1) 概念:本案是指医疗卫生机构使用的进入人体组织或无菌器官的医疗用品未达到灭菌要求;注射、穿刺、采血器具未一人一用一灭菌;接触皮肤、黏膜的器械和用品未达到消毒要求;使用的一次性使用医疗用品用后应当及时进行无害化处理。该案由中的灭菌要求应指进入人体组织或无菌器官的医疗用品必须无菌,即不得检出细菌等一切微生物;消毒要求应按照《医院消毒卫生标准》规定进行判断,接触黏膜的医疗用品细菌菌落总数不超过 20 cfu/g 或 100 cm^2 并不得检出致病性微生物,接触皮肤的医疗用品细菌菌落总数不超过 200 cfu/g 或 100 cm^2 并不得检出致病性微生物;接触破损皮肤、黏膜的器械和用品应达到无菌要求。

(2) 违法主体:本案的主体医疗卫生机构具体指从事医疗保健、疾病控制、采供血机构及与上述机构业务活动相同的单位。

（3）立案标准：根据《消毒管理办法》第六条的规定,医疗卫生机构有下列情况之一者即可立案。① 使用的进入人体组织或无菌器官的医疗用品未达到灭菌要求,如这些医疗用品被检出细菌、病毒等微生物,或者对这类物品的灭菌时未采用灭菌方法,或者灭菌方法不能达到灭菌要求等;② 各种注射、穿刺、采血器具未一人一用一灭菌,一次性使用医疗用品未一次性使用、反复使用;③ 接触皮肤、黏膜的器械和用品未达到消毒要求;④ 使用的一次性使用医疗用品用后未及时进行无害化处理,使用后的一次性使用医疗用品按照《医疗废物分类目录》视为感染性废物,故建议使用后的一次性使用医疗用品的处置按照《医疗废物管理条例》的有关规定进行,此处不作处罚。

（4）确定案件事实的证据：

① 证明医疗卫生机构使用的进入人体组织或无菌器官的医疗用品未达到灭菌要求的证据：这类医疗用品经监督采样检测细菌、病毒等微生物指标超标;现场查见这类物品的灭菌时未采用灭菌方法或者灭菌方法不能达到灭菌要求的登记、监测等记录材料。

② 证明医疗卫生机构各种注射、穿刺、采血

器具未一人一用一灭菌的证据：现场查见用于注射、穿刺、采血器具未经过灭菌反复使用或者应一次性使用医疗用品反复使用。

③ 接触皮肤、黏膜的器械和用品未达到消毒要求的证据：这类医疗用品经监督采样检测细菌超标或检出致病性微生物；现场查见这类物品的消毒方法不能达到消毒要求的登记、监测等记录材料。

以上证据都应包括卫生计生行政部门对当事人的陈述、物证、书证、证人证言、视听资料、鉴定意见、电子数据等证明违法事实的材料。

（5）法律适用：该案由违反条款是《消毒管理办法》第六条。处罚条款为《消毒管理办法》第四十一条：由县级以上地方卫生行政部门责令限期改正，可以处 5 000 元以下罚款；造成感染性疾病暴发的，可以处 5 000 元以上 20 000 元以下罚款。

（四）购进消毒产品未建立并执行进货检查验收制度

（1）概念：本案是指医疗卫生机构购进消毒产品未建立并执行进货检查验收制度。该案由针对医疗卫生机构消毒产品的进货检查验收制度的建立与落实情况。购进消毒产品进货检查验收制度具体内容应包括消毒产品必须为取得有效生产企业卫生许可证企业生产的产品;进货必须对消毒产品的命名、标签说明、产品合格证明、有效证件等进行检查;查验有效证件的要素是否与实际情况一致,消毒产品的实际使用是否与证件上的适用范围相一致,并有详细的验收记录和核查记录等。

（2）违法主体:本案的主体医疗卫生机构具体指从事医疗保健、疾病控制、采供血机构及与上述机构业务活动相同的单位。

（3）立案标准:根据《消毒管理办法》第七条的规定,医疗卫生机构有下列情况之一者即可立案。① 医疗卫生机构购进消毒产品未建立进货检查验收制度;② 进货时未对消毒产品的命名、标签说明、产品合格证明、有效证件等是否合格进行检查,没有进货验收登记;③ 不能当场提供消毒产品相关索证书面资料。

（4）确定案件事实的证据:

① 证明医疗卫生机构购进消毒产品未建立进货检查验收制度的证据:现场检查医疗卫生机构未提供消毒产品进货检查验收制度书面材料,询问进货人员、验收人员不知晓消毒产品进货检查验收制度;

② 证明医疗卫生机构未执行消毒产品进货检查验收制度的证据:现场检查医疗卫生机构不

能提供进货索证资料,或者索证资料不全,或查验有效证件的要素与实际情况不一致,或消毒产品的实际应用与有关证件上的适用范围不一致,经询问当事人证实购进消毒产品时未索取相应的有效证件,未对消毒产品及其有效证件进行验收。

以上证据都应包括卫生计生行政部门对当事人监督检查制作的现场笔录、当事人的陈述、物证、书证、证人证言、视听资料、鉴定意见、电子数据等证明违法事实的材料。

(5)法律适用:该案由违反条款是《消毒管理办法》第七条。处罚条款为《消毒管理办法》第四十一条:由县级以上地方卫生行政部门责令限期改正,可以处 5 000 元以下罚款;造成感染性疾病暴发的,可以处 5 000 元以上 20 000 元以下罚款。

(五) 环境、物品不符合国家有关规范、标准和规定 (排放废弃的污水、污物未按照国家有关规定 进行无害化处理;运送传染病病人及其污染 物品的车辆、工具未随时进行消毒处理)

(1)概念:本案是指医疗卫生机构的环境、物品不符合国家有关规范、标准和规定。排放废弃的污水、污物不按照国家有关规定进行无害化处理。运送传染病病人及其污染物品的车辆、工具未随时进行消毒处理。该案由主要是针对医疗卫生机构环境、物品、污水、污物等的消毒管理情况，具体要求：① 医疗卫生机构的环境、物品应当符合国家有关规范、标准和规定，相关的规范、标准和规定有《消毒技术规范》《医院消毒卫生标准》《医院隔离技术规范》《口腔器械消毒灭菌技术操作规范》《软式内镜清洗消毒技术操作规范》《内镜清洗消毒技术操作规范》《血液透析器复用操作规范》《综合医院建筑设计规范》《医院洁净手术部建筑技术规范》《医疗机构发热门（急）诊设置指导原则（试行）》《传染性非典型肺炎医院感染控制指导原则（试行）》等。② 排放废弃的污水、污物应当按照国家有关规定进行无害化处理。本处国家有关规定主要有《消毒技术规范》(3.14～3.15)、《医疗机构水污染物排放标准》(GB 18466)等。③ 运送传染病病人及其污染物品的车辆、工具必须随时进行消毒处理。此处有两层含义，一指车辆、工具是运送传染病病人及其污染物品的，二随时消毒处理应指遇污染时的可以即时消毒处理，必须有随时消毒处理的工具。

（2）违法主体：本案的主体医疗卫生机构具体指从事医疗保健、疾病控制、采供血机构及与上述机构业务活动相同的单位。

（3）立案标准：根据《消毒管理办法》第八条的规定，医疗卫生机构有下列情况之一者即可立案。① 医疗卫生机构的环境、物品不符合国家有关规范、标准和规定,如环境布局不合理、设备设施存在与消毒隔离有关问题以及物品消毒卫生状况和包装、存放等管理情况不符合国家有关规范、标准和规定要求;② 排放废弃的污水、污物不按照国家有关规定进行无害化处理,如污水、污物未经过消毒处理排放,或者消毒处理的污水不符合《医疗机构水污染物排放标准》要求。如发现问题也不符合《医疗废物管理条例》有关规定,一般应按照该条例处理。③ 运送传染病病人及其污染物品的车辆、工具未随时进行消毒处理。其他医疗废物的运送车辆、工具应按照《医疗废物管理条例》有关规定进行处理。

(4) 确定案件事实的证据:

① 证明医疗卫生机构的环境、物品不符合国家有关规范、标准和规定的证据:现场查见医疗卫生机构的环境布局不合理、设备设施设置或者配备不符合要求、要求消毒的物品未消毒或者消毒超过有效期、检测不符合国家标准、物品包装不规范、存放不合理等与国家有关规范、标准和规定不一致的情况。

② 证明医疗卫生机构排放废弃的污水、污物未按照国家有关规定进行无害化处理的证据:现场检查发现医疗卫生机构污水污物未经过消毒处

理排放,或者消毒处理的污水经检测不符合《医疗机构水污染物排放标准》要求等情况,检查无污水处理设备、处理记录,经过调查核实未对污水进行消毒等无害化处理。

③ 证明运送传染病病人及其污染物品的车辆、工具未随时进行消毒处理的证据:查见车辆、工具是运送传染病病人及其污染物品用的,查见现场不能提供随时消毒处理的消毒剂等工具。

以上证据都应包括卫生计生行政部门对当事人监督检查制作的现场笔录、当事人的陈述、物证、书证、证人证言、视听资料、鉴定意见、电子数据等违法事实的材料。

(5)法律适用:该案由违反条款是《消毒管理办法》第八条。处罚条款为《消毒管理办法》第四十一条:由县级以上地方卫生行政部门责令限期改正,可以处 5 000 元以下罚款;造成感染性疾病暴发的,可以处 5 000 元以上 20 000 元以下罚款。

(六) 未及时报告当地卫生行政部门,并采取有效消毒措施

(1)概念:本案是指医疗卫生机构发生感染性疾病暴发、流行时,未及时报告当地卫生行政部

门,并采取有效消毒措施。该案由有以下含义:感染性疾病发生在医疗卫生机构内;感染性疾病暴发指短时间内(通常指两周内)在医疗卫生机构或者医疗卫生机构的一个科室或部门范围内出现多起相同临床表现的、由微生物感染所致的病例,感染性疾病的流行指在一定时间内在医疗卫生机构或者医疗卫生机构的一个科室或部门范围内出现相同临床表现的、由微生物感染所致的病例的发病率水平超过以往的发病水平;报告时限应按照《突发公共卫生事件与传染病疫情监测信息报告管理办法》及其修正案中有关突发公共卫生事件的报告时限 2 小时内报告;当地卫生行政部门一般指县级人民政府卫生行政部门;有效消毒措施指针对引发感染性疾病暴发、流行的各有关环节的消毒措施。

(2)违法主体:本案的主体医疗卫生机构具体指从事医疗保健、疾病控制、采供血机构及与上述机构业务活动相同的单位。

(3)立案标准:根据《消毒管理办法》第九条的规定,医疗卫生机构有下列情况之一者即可立案。① 医疗卫生机构发生感染性疾病暴发、流行时,未及时报告当地卫生行政部门,② 医疗卫生机构发生感染性疾病暴发、流行时,未采取有效消毒措施,导致感染性疾病进一步流行。

（4）确定案件事实的证据：

① 证明医疗卫生机构发生感染性疾病暴发、流行时，未及时报告当地卫生行政部门的证据：现场查阅病例、检验报告、突发公共卫生事件报告登记等文字材料和网络直报相关信息，有关专业部门如疾病预防控制机构证明发生感染性疾病暴发、流行的证据以及收到报告的证据；② 证明医疗卫生机构发生感染性疾病暴发、流行时，未采取有效消毒措施的证据：现场检查医疗卫生机构在已知发生感染性疾病暴发、流行后，由于未采取消毒措施或者消毒措施无效导致感染性疾病病例进一步增加的病例记录相关材料，查阅有关消毒记录，询问相关负责消毒工作的人员其所采取的消毒措施。

以上证据都应包括卫生计生行政部门对当事人监督检查制作的现场笔录、当事人的陈述、物证、书证、证人证言、视听资料、鉴定意见、电子数据等证明违法事实的材料。

（5）法律适用：该案由违反条款是《消毒管理办法》第九条。处罚条款为《消毒管理办法》第四十一条：由县级以上地方卫生行政部门责令限期改正，可以处 5 000 元以下罚款；造成感染性疾病暴发的，可以处 5 000 元以上 20 000 元以下罚款。

四、消毒隔离卫生监督
抽检及评价

医疗卫生机构的各类环境空气、物体表面、医务人员手、医疗器械、治疗用水、消毒剂、消毒器械、疫点(区)消毒效果等是否达到消毒要求可以通过现场采样或者现场快速检测的方式进行监督抽检和评价。

(一) 抽检对象和项目有：

(1) 使用中的消毒剂：细菌菌落总数、致病菌、有效浓度；

(2) 使用中的灭菌剂：无菌检验、有效浓度；

(3) 环境空气：细菌菌落总数、致病菌；

(4) 物体表面：细菌菌落总数、致病菌；

(5) 医护人员手：细菌菌落总数、致病菌；

(6) 待使用的介入性医疗用品：无菌检验；

(7) 血液透析器出入口液：细菌菌落总数、致病菌；

(8) 压力蒸汽灭菌：化学指示卡或胶带进行消毒效果检测、用嗜热脂肪杆菌芽孢菌片进行灭菌效果检测；

(9) 紫外线消毒：测定紫外线灯照射强度；

（10）干热灭菌：化学指示剂、枯草杆菌黑色变种芽孢菌片；

（11）内镜：消毒后细菌总数、致病菌，灭菌后无菌检测；

（12）过氧化氢等离子体低温灭菌：化学指示卡或胶带进行消毒效果检测、用枯草杆菌黑色变种芽孢菌片进行灭菌效果检测；

（13）环氧乙烷低温灭菌：化学指示卡或胶带进行消毒效果检测、用枯草杆菌黑色变种芽孢菌片进行灭菌效果检测；

（14）医疗机构污水：粪大肠菌群、肠道致病菌（志贺氏菌、沙门氏菌）、总余氯。

（二）抽检要求、方法和评定标准

环境空气、物体表面、医务人员手、医疗器材、治疗用水、消毒剂细菌指标、消毒器械等按《医院消毒卫生标准》（GB 15982－2012）进行评价，消毒剂有效浓度可以按照相应消毒剂标准规定进行评价；消毒器械灭菌因子强度、灭菌消毒等按照《医院消毒供应中心第 3 部分：清洗消毒及灭菌效果监测标准》WS 310.3－2016的规定执行评价。医疗机构污水抽检按《医疗机构水污染物排放标准》（GB 18466－2005）的规定进行。

（三）监督抽检结果处理

（1）医疗机构排放污水未达到国家规定标准的，依据《消毒隔离办法》第四十一条、《医疗废物管理条例》第四十八条进行立案处理；

（2）医疗机构其他环境和物品检测不符合国家有关规范、标准和规定，依据《消毒管理办法》第四十一条进行立案处理。

参考文献

《中华人民共和国传染病防治法》.

《消毒管理办法》.

《医院感染管理办法》.

《传染病预检分诊管理办法》.

《传染病防治卫生监督工作规范》（国卫监督发〔2014〕44 号）.

《医院消毒卫生标准》（GB 15982）.

《消毒技术规范》（2002 年版）.

《医疗机构消毒技术规范》（WS/T 367）.

《口腔器械消毒灭菌技术操作规范》（WS 506）.

《医疗机构口腔诊疗器械消毒技术操作规范》.

《软式内镜清洗消毒技术规范》（WS 507）.

《内镜清洗消毒技术操作规范（2004 年版）》.

《医疗机构血液透析室管理规范》.

《血液透析器复用操作规范》.

《医院隔离技术规范》（WS/T 311）.

《医务人员手卫生规范》(WS/T 313).

《疫源地消毒总则》(GB 19193).

《医院消毒供应中心第 1 部分：管理规范》(WS 310.1).

《医院消毒供应中心第 2 部分：清洗消毒及灭菌技术操作规范》(WS 310.2).

《医院消毒供应中心第 3 部分：清洗消毒及灭菌效果监测标准》(WS 310.3).

《小型压力蒸汽灭菌器灭菌效果监测方法和评价要求》.

《基层医疗机构医院感染管理基本要求》.

《医疗机构发热门(急)诊设置指导原则(试行)》.

《关于二级以上综合医院感染性疾病科建设的通知》.

《上海市医疗机构传染病专用门诊设置的基本卫生要求》.

模块五
医疗废物处置
卫生监督

课程八　医疗废物处置基本知识

一、医疗废物管理 法律法规体系

2003 年《医疗废物管理条例》颁布之前，医疗废物的管理没有一部专业法。20 世纪 80 年代中期开始，随着医学科学发展的日新月异，在医疗卫生预防、诊断、治疗、科研等方面，一次性使用医疗用品、一次性医疗器械和一次性使用卫生用品替代非一次性用品逐渐增多，但废弃后如何处置问题随之出现，为此，国家和各省市相关部门开始了研究和探讨。其中，出现了一些因不规范或者非法处置出现的危险事件和感染事件。如有儿童用使用过一次性注射器玩耍刺到自己或其他儿童眼睛导致感染甚至失明；重复使用经血一次性注射器、一次性输液器、一次性透析器等导致乙型肝炎、丙型肝炎、艾滋病等经血传播传染病；一些不法商贩将一次性医疗卫生用品回收后再卖给医疗卫生机构,导致热原反应、创口感染等一系列连锁反应;将一次性使用的塑料医疗用品回收再加工成餐盒塑料水杯等。这一系列事件的发生,引起了国务院领导的进一步关注和重视,多次批示要求加强管理。2002 年,国务院召开常务会议专门讨论研究医疗废物管理问题,会议决定由原卫生部会同国家环保总局制定专门的行政法规,并明确了这两个部门加强指导、管理、监督。

2003 年 6 月 16 日国务院第 380 号令颁布了《医疗废物管理条例》,指定原卫生部和国家环保总局各司其职共同管理,医疗废物管理迈入了法制化管理进程。原卫生部和国家环保总局根据该条例,联合下发了《医疗废物管理行政处罚办法》,进一步明确了各自的分工职责和监管重点,并制定公布了《医疗废物分类目录》《医疗废物专用包装物、容器标准和警示标识规定》(2008 年被《医疗废物专用包装袋、容器和警示标志标准》HJ421 - 2008 取代)等;原卫生部下发了《医疗卫生机构医疗废物管理办法》,主要规范医疗卫生机构内部医疗废物处置管理要求和流程,在具体措施上给予了明确;原国家环保总局下发了《医疗废物集中处置技术规范》(试行),规定了医疗废物集中处置过程的暂时贮存、交接、运送、处置的技术要求及重大疫情期间医疗废物管理等的特殊要求。

随之国家相关法律和一些涉及医源性感染的内容也进一步给予了明确和重申。如2004年12月1日以中华人民共和国第17号主席令修订发布的《中华人民共和国传染病防治法》，从法律层面给予了要求；2006年9月1日原卫生部第48号令《医院感染管理办法》，从具体管理、行政处罚办法、防治感染重要性加予重申，使其监督管理更具有可操作性。医疗废物的管理从《医疗废物管理条例》出台前的无序过渡到纳入法制化管理轨道。

上海为了执行《医疗废物管理条例》，开展了一系列整顿工作，并结合上海实际情况，建章立制，提出了医疗废物规范化管理要求。上海市人民政府于2003年12月24日下发《上海市人民政府印发关于本市一次性使用医疗用品废弃物临时处置意见的通知》，要求继续加强一次性医疗废物的集中处置。根据实际情况，选定了4家医疗废物集中收运处置公司对医疗卫生机构产生的医疗废物进行集中收运处置，但是这几家单位规模较小不能满足上海市医疗废物的收运处置要求，所以同时又加快了新的医疗废物集中处置单位的规范化建设工作。

2006年11月2日上海市人民政府令第65号

公布了《上海市医疗废物处理环境污染防治规定》,2007年4月原上海市卫生局下发了《上海市医疗废物卫生管理规范》(沪卫监督〔2007〕6号),对医疗卫生机构和医疗废物集中处置单位提出了进一步医疗废物的规范化管理要求。2007年,上海市城市建设投资总公司下属的上海市固体废物处置中心(2017年11月更名为"上海市固体废物处置有限公司")正式接管全市(除崇明区)医疗废物的收运和集中焚烧处置(崇明区由上海市永程固废处置公司负责收集处置)。中心共建有三条医疗废物焚烧生产线,第一、第二条焚烧生产线处置规模合计50吨/天,第三条焚烧生产线处置规模72吨/天,为目前世界规模最大的医疗废物专用焚烧生产线,也是主处置生产线,2017年开始建设新的医疗废物焚烧处置生产线。

近年来,国家卫生计生委和环保部、上海市卫生计生委和环保局对医疗废物的安全规范化管理发文,并开展了一系列专项行动和重点督查,充分说明了此项工作的重要性和迫切性。

二、医疗废物概念

(一)医疗废物定义

医疗废物含有大量潜在的病原菌,可通过人

的呼吸道、消化道、破损皮肤进入人体造成人间的疾病传播和健康危害,《国家危险废物名录》将医疗废物列入头号危险废物(HW01)。根据《医疗废物管理条例》第二条规定,医疗废物是指:"医疗卫生机构在医疗、预防、保健以及其他相关活动中产生的具有直接或者间接感染性、毒性以及其他危害性的废物。"此概念明确三点:一是在医疗卫生机构中产生,二是在预防、保健以及其他相关活动中产生,三是具有直接或者间接感染性、毒性以及其他危害性。

同时,《医疗废物管理条例》第五十五条规定:"计划生育技术服务、医学科研、教学、尸体检查和其他相关活动中产生的具有直接或者间接感染性、毒性以及其他危害性废物的管理,依照本条例执行。"

另外需要说明,根据原卫生部和国家环保总局《关于明确医疗废物分类有关问题的通知》(卫办医发〔2005〕292 号)规定,使用后的各种玻璃(一次性塑料)输液瓶(袋),未被病人血液、体液、排泄物污染的,不属于医疗废物,不必按照医疗废物进行管理,但这类废物回收利用时不能用于原用途,用于其他用途时应符合不危害人体健康的原则。当然,传染病医院以及其他医疗机构收治的传染病病人或者疑似传染病病人产生的一次性输液瓶(袋)仍应按照医疗废物收集和处置。

为加强使用后一次性输液瓶(袋)的管理,原上海市卫生局、上海市环保局联合下发了《关于加强本市医疗机构使用后的一次性塑料(玻璃)输液瓶(袋)集中回收处置的通知》(沪卫监督〔2009〕51号),指定有资质的单位上门集中回收处置,并要求各医疗机构不得将使用后的一次性塑料(玻璃)输液瓶(袋)混入其他废物和生活垃圾中,不得自行处置,不得出售给个体商贩、废品回收站或交由其他单位处置。

2017年10月,国家卫生计生委办公厅、中共中央宣传部办公厅、国家发展改革委办公厅、工业和信息化部办公厅、环境保护部办公厅、住房和城乡建设部办公厅、商务部办公厅和国家中医药管理局办公室等八部委联合下发《关于在医疗机构推进生活垃圾分类管理的通知》(国卫办医发〔2017〕30号),《通知》明确了使用后输液瓶(袋)的分类管理要求:① 对于未被患者血液、体液和排泄物等污染的输液瓶(袋),应当在其与输液管连接处去除输液管后单独集中回收、存放。去除后的输液管、针头等应当严格按照医疗废物处理,严禁混入未被污染的输液瓶(袋)及其他生活垃圾中。② 残留少量经稀释的普通药液的输液瓶(袋),可以按照未被污染的输液瓶(袋)处理。医疗机构应当科学、规范、节约用药,提高药物使用效率,减少浪费,降低药品消耗和环境承载压力。③ 存在下列情形的输液瓶(袋),即使未被患者血液、体液和排泄物等污染,也不得纳入可回收生活垃圾管理。(a)在传染病区使用,或者用于传染病患者、疑似传染病患者以及采取隔离措施的其他患者的输液瓶(袋),应当按照感染性医疗废物处理。(b)输液涉及使用细胞毒性药物(如肿瘤化疗药物等)的输液瓶(袋),应当按照药物性医疗废物处理。(c)输液涉及使用麻醉类药品、精神类药品、易制毒药品和放射性药品的输液瓶(袋),应当严格按照相关规定处理。

《通知》同时对可回收物提出了处置要求:医疗机构应当统一处置本单位产生的可回收物,与再生资源回收单位做好交接、登记和统计工作,实现可回收物的可追溯。再生资源回收单位向再生资源利用单位提供输液瓶(袋)类可回收物时,应当说明来源并做好交接登记,确保可追溯。再生资源利用单位利用这类可回收物时不得用于原用途,用于其他用途时不应危害人体健康。

(二)医疗废物分类

根据原卫生部和国家环保总局《医疗废物分

类目录》(卫医发〔2003〕287 号)规定,将医疗废物分为五大类,即感染性废物、病理性废物、损伤性废物、药物性废物和化学性废物(详见下表)。

类别	特　征	常见组分或者废物名称
感染性废物	携带病原微生物具有引发感染性疾病传播危险的医疗废物	1. 被病人血液、体液、排泄物污染的物品,包括: ——棉球、棉签、引流棉条、纱布及其他各种敷料; ——一次性使用卫生用品、一次性使用医疗用品及一次性医疗器械; ——废弃的被服; ——其他被病人血液、体液、排泄物污染的物品
		2. 医疗机构收治的隔离传染病病人或者疑似传染病病人产生的生活垃圾
		3. 病原体的培养基、标本和菌种、毒种保存液
		4. 各种废弃的医学标本
		5. 废弃的血液、血清
		6. 使用后的一次性使用医疗用品及一次性医疗器械视为感染性废物
病理性废物	诊疗过程中产生的人体废弃物和医学实验动物尸体等	1. 手术及其他诊疗过程中产生的废弃的人体组织、器官等
		2. 医学实验动物的组织、尸体
		3. 病理切片后废弃的人体组织、病理蜡块等

（续表）

类别	特　征	常见组分或者废物名称
损伤性废物	能够刺伤或者割伤人体的废弃的医用锐器	1. 医用针头、缝合针
		2. 各类医用锐器,包括:解剖刀、手术刀、备皮刀、手术锯等
		3. 载玻片、玻璃试管、玻璃安瓿等
药物性废物	过期、淘汰、变质或者被污染的废弃的药品	1. 废弃的一般性药品,如:抗生素、非处方类药品等
		2. 废弃的细胞毒性药物和遗传毒性药物,包括: ——致癌性药物,如硫唑嘌呤、苯丁酸氮芥、萘氮芥、环孢霉素、环磷酰胺、苯丙氨酸氮芥、司莫司汀、三苯氧氨、硫替派等; ——可疑致癌性药物,如:顺铂、丝裂霉素、阿霉素、苯巴比妥等; ——免疫抑制剂
		3. 废弃的疫苗、血液制品等
化学性废物	具有毒性、腐蚀性、易燃易爆性的废弃的化学物品	1. 医学影像室、实验室废弃的化学试剂
		2. 废弃的过氧乙酸、戊二醛等化学消毒剂
		3. 废弃的汞血压计、汞温度计

　　其中,一次性使用卫生用品是指使用一次后即丢弃的,与人体直接或者间接接触的,并为达到人体生理卫生或者卫生保健目的而使用的各

种日常生活用品;一次性使用医疗用品是指临床用于病人检查、诊断、治疗、护理的指套、手套、吸痰管、阴道窥镜、肛镜、印模托盘、治疗巾、皮肤清洁巾、擦手巾、压舌板、臀垫等接触完整黏膜、皮肤的各类一次性使用医疗、护理用品;一次性医疗器械指《医疗器械管理条例》及相关配套文件所规定的用于人体的一次性仪器、设备、器具、材料等物品;医疗卫生机构废弃的麻醉、精神、放射性、毒性等药品及其相关的废物的管理,依照有关法律、行政法规和国家有关规定、标准执行。

另外需要说明,根据《卫生部关于产妇分娩后胎盘处理问题的批复》(卫政法发〔2005〕123号)规定,任何单位和个人不得买卖胎盘,胎盘有三种处置方式,一是自行处置本人胎盘,产妇应当自备存放胎盘的并经消毒的器皿;二是自愿放弃或者捐献本人胎盘,由接产医疗机构按照病理性废物处置,三是如有关医学检测结果为阳性,胎盘由接产医疗机构按照《传染病防治法》和《医疗废物管理条例》的有关规定,进行消毒处理,并按病理性废物进行处置。

死胎和死婴不属于医疗废物中病理性废物的范畴,根据《医疗机构新生儿安全管理制度(试行)》(国卫办医发〔2014〕21号)规定,严禁按医疗废物处理死胎、死婴，医疗机构应当按照《传染病防治法》《殡葬管理条例》等妥善处理。

（三）医疗废物专用包装物、容器和警示标识

原国家环保总局于 2003 年发布《医疗废物专用包装物、容器标准和警示标识规定》（环发〔2003〕188 号），至 2008 年原国家环保总局发布强制性标准《医疗废物专用包装袋、容器和警示标志标准》（HJ421 - 2008），代替了环发〔2003〕188 号文件。该标准规定了医疗废物专用包装袋、利器盒和周转箱（桶）的技术要求以及相应的试验方法和检验规则，并规定了医疗废物警示标志。具体主要体现在：

1. 包装袋

指用于盛装除损伤性废物之外的医疗废物初级包装，并符合一定防渗和撕裂强度性能要求的软质口袋。

技术要求包括采用高温热处置医疗废物时，包装袋不得使用聚氯乙烯材料；包装袋颜色为淡黄色，并在明显处印制警示标志和警示语；包装容积大小应适中，便于操作和配合周转箱（桶）运输；正常使用时不应出现渗漏、破裂和穿孔等；

2. 利器盒

指用于盛装损伤性医疗废物的一次性专用硬

质容器。

技术要求包括采用高温热处置医疗废物时，不得使用聚氯乙烯材料；利器盒整体颜色为淡黄色，在盒体侧面明显处印制警示标志，警告语"警告！损伤性废物"；利器盒整体为硬制材料制成，封闭且防刺穿，以保证在正常使用的情况下，利器盒内盛装物不撒漏，并且利器盒一旦被封口，在不破坏的情况下无法被再次打开；满盛装量的利器盒从 1.2 m 高处自由跌落至水泥地面，连续 3 次，不会出现破裂、被刺穿等情况等。

3. 周转箱(桶)

指在医疗废物运送过程中，用于盛装经初级包装的医疗废物的专用硬质容器。

技术要求包括周转箱(桶)整体应防液体渗漏，应便于清洗和消毒；周转箱(桶)整体为淡黄色，箱体侧面或桶身明显处应印(喷)有警示标志和警告语；周装箱整体装备密闭，箱体与箱盖能牢固扣紧，扣紧后不分离；表面光滑平整，完整无裂损，没有明显凹陷，边缘及提手无毛刺等。

4. 标志和警告语

医疗废物警示标志的形式为直角菱形，警告语应与警示标志组合使用，样式如下图：

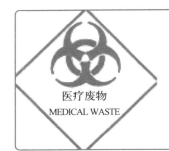

警告!
Warning!
感染性废物
Infections medical waste
医疗废物
MEDICAL WASTE

（四）医疗废物管理建章立制

（1）医疗卫生机构的法定代表人（主要负责人）是本单位医疗废物管理的第一责任人，对本单位医疗废物的卫生安全履行管理职责；医疗废物内部处置流程所涉及各部门的负责人是医疗废物管理的部门责任人，对本部门医疗废物的卫生安全履行管理职责；负责医疗废物分类收集、转运、暂时贮存及处置过程等工作的专（兼）职工作人员或管理人员对医疗废物的安全处置和管理履行相应的职责；医务人员对本岗位产生的医疗废物的安全处置履行相应的职责。

（2）医疗卫生机构应设置医疗废物管理监控部门或者专（兼）职人员，承担本单位医疗废物处置管理的监控职责。

（3）医疗卫生机构应当建立医疗废物分类收

集、转运、暂时贮存、交接等工作的管理制度,内容包括岗位设置、人员配备、岗位职责、工作纪律、督查和考核、奖惩规定等;设有 20 张以上床位的医疗机构应当标有本单位设置的医疗废物分类收集点分布情况示意图及相关文字说明;设置家庭病床和医疗服务点(站)的医疗机构,按照"谁设置,谁负责"的原则,负责相关诊疗活动产生的医疗废物的处置工作,并制定相应的医疗废物管理制度。

(4) 医疗卫生机构应当对本单位从事医疗废物处置的有关工作人员及开展家庭病床诊疗活动的医务人员等开展相关知识的培训和考核,内容包括相关法律、法规、规章和规范性文件、本单位医疗废物管理规章制度、医疗废物各处置环节的工作方法、流程、质量指标、职业卫生防护、注意事项等、发生医疗废物流失、泄漏、扩散和意外事故时的紧急处理措施等。

(五)医疗废物处置流程

1. 医疗废物分类收集

(1) 医疗卫生机构产生的医疗废物应按照《医疗废物分类目录》规定的五大类(感染性废物、病理性废物、损伤性废物、药物性废物和化学性废物)进行分类收集;按照类别分置于符合《医疗废物专用包装袋、容器和警示标志标准》的专用医疗废物包装袋或者利器盒中。少量的药物性废物可以混入感染性废物,但应当在标签上注明。

（2）传染病医院以及其他医疗卫生机构收治的传染病病人或者疑似传染病病人产生的生活垃圾(如瓜壳、纸张、一次性饭盒等)作为感染性废物管理;传染病病人或者疑似传染病病人产生的,包括生活垃圾在内的所有感染性废物和病理性废物应当使用双层包装物包装。

（3）医疗废物中含有病原体的培养基、标本和菌种、毒种保存液等高危险废物,应当由医疗卫生机构指定专人在产生地点经压力蒸汽灭菌或用化学消毒剂处理后,再按感染性废物的管理要求收集处理。

（4）化学性废物中批量的废化学试剂、废消毒剂应当交由专门机构处置;批量的含有汞的体温计、血压计等医疗器具报废时应当交由专门机构处置;废弃的麻醉、精神、放射性、毒性等药品及其相关的废物的管理,依照有关法律、行政法规和国家有关规定、标准执行。

（5）医疗卫生机构应当按照实际需要,在各相关部门和科室设置医疗废物分类收集点,对医疗废物进行分类收集。医疗废物分类收集点应符合以下要求:相对独立,设有相应的分隔设施且易于管理;方便医疗废物的收集、转运;有标明医疗废物分类收集方法的示意图和有关文字说明；放置医疗废物分类收集包装袋的盛器应当为非手触式封闭硬质盛器等。

2. 医疗废物内部运送

（1）在医疗废物分类收集点分类收集的医疗废物达到包装袋或利器盒的 3/4 时，应当使用有效的封口方式，使包装袋或者利器盒的封口紧实、严密；对医疗废物进行称重（称重可以由分类收集点人员或者运送人员操作），并标上标签（中文标签或电子条形码），标签应当包括医疗废物的来源、产生日期、类别、重量或者数量等内容。

（2）医疗卫生机构的医疗废物运送人员将医疗废物装入运送工具前应当做好以下检查工作：检查医疗废物分类收集是否使用专用包装袋、利器盒；检查每个医疗废物包装袋、利器盒上是否标有标签，标签的内容和要求是否符合规定要求；检查医疗废物的包装袋有无破损，封口是否严密等。

（3）医疗卫生机构医疗废物内部运送应当使用符合标准的运送工具，运送工具应当防渗漏、防遗撒、无锐利边角、易于装卸和清洁，外表面须印（喷）制医疗废物警示标识和文字说明。不得直接手提医疗废物进行运送。

（4）医疗卫生机构内部运送指将医疗废物从医疗废物分类收集点运送至医疗废物暂存设施。

运送医疗废物的时间和路线应当相对固定；运送路线应当以人流物流最少或较偏僻为原则；运送时间应当避开诊疗高峰时段；运送过程中运送人员不得离开运送工具。

（5）医疗卫生机构应当指定专人在每天内部运送医疗废物工作结束后，在指定地点及时对运送工具进行消毒和清洗，并记录消毒清洗的时间和人员、消毒剂名称和浓度等。不得使用未经消毒和清洗的运送工具运送医疗废物。

（6）禁止在运送过程中丢弃医疗废物；禁止在非贮存地点倾倒、堆放医疗废物；禁止将医疗废物混入其他废物和生活垃圾（要严查生活垃圾堆放场所、纸板箱回收处、医塑回收处、建筑垃圾堆放处等）。

3. 医疗废物内部交接登记

（1）医疗废物分类收集点管理人员将医疗废物转交给本单位运送人员时，应执行内部交接登记制度，填写并确认内部交接三联单或进行电子扫描确认。内部交接内容应当包括医疗废物的来源、交接时间、种类、重量或者数量、交接人员等。内部交接三联单（或电子扫描确认）由医疗废物产生部门、暂时贮存管理部门、医疗废物监控部门或专（兼）职人员各保存一份，内部交接三联单至少保存 3 年。

（2）医疗卫生机构应当对本单位全部科室的医疗废物进行登记，登记内容应当包括医疗废物的来源、种类、重量或者数量、交接时间、处置方法、最终去向以及经办人签名等项目。登记资料至少保存 3 年。

4. 医疗废物暂时贮存

（1）医疗卫生机构应当建立医疗废物暂时贮存设施、设备，不得露天存放医疗废物。疾病预防控制机构、采供血机构及设有床位的医疗机构应当设立专门的医疗废物暂时贮存设施；门诊部等不设床位的医疗机构应当设立相对固定的医疗废物专用暂时贮存设备（柜、箱）；诊所、医务室、村卫生室等规模较小的医疗机构可使用密闭周转箱暂时贮存医疗废物。

（2）医疗废物暂时贮存设施、设备应当符合以下要求：

① 远离医疗区、食品加工区、人员活动区和生活垃圾存放场所，方便医疗废物运送人员及运送工具、车辆的出入。因条件限制选址靠近生活垃圾存放场所、人员活动区和医疗区的，应当采取相应的隔离措施，设有各自的通道；

② 应当具备上锁等严密的封闭措施，可开启的窗应当安装铁栅栏；

设专（兼）职人员管理，防止非工作人员接触医疗废物;严禁在暂时贮存场所内进行与医疗废物管理、处置无关的活动。

③ 有防鼠、防蚊蝇、防蟑螂的安全措施;

④ 防止渗漏和雨水冲刷;

⑤ 墙面、地面应平整,易于清洁和消毒;

⑥ 避免阳光直射;

⑦ 设有明显的医疗废物警示标识和"禁止吸烟、饮食"的警示标识。

(3) 病理性医疗废物应当在医疗废物暂时贮存设施的低温或者防腐条件下暂时贮存。

(4) 医疗废物暂时贮存的时间不得超过2天。贮存时间超过时限,医疗废物集中处置单位仍未前来收集的,医疗卫生机构应当及时向所在地环保部门报告。

(5) 医疗废物每次清运后应当对暂时贮存设施和设备及时进行消毒和清洗,污水应当排入医疗卫生机构污水处理系统。每次消毒和清洗后应当记录消毒清洗的时间和人员、消毒剂的名称和浓度等。

5. 医疗废物集中处置

(1) 医疗卫生机构应当将医疗废物交由取得县级以上人民政府环境保护行政主管部门许可的医疗废物集中处置单位处置,应与医疗废物集中处置单位签订处置合同。

（2）医疗卫生机构将医疗废物交由医疗废物集中处置单位时,应按照《危险废物转移联单管理办法》要求填写并保存《危险废物转移联单》,每次进行交接时双方工作人员均需签字,以明确落实责任,以杜绝医疗废物的流失、泄露和扩散。

（3）不具备集中处置医疗废物条件的农村,医疗卫生机构应当按照当地卫生计生行政主管部门和环境保护主管部门的要求,按照以下要求自行就地处置其产生的医疗废物:使用后的一次性医疗器具和容易致人损伤的医疗废物,应当消毒并作毁形处理;能够焚烧的,应当及时焚烧;不能焚烧的,消毒后集中填埋,但填埋地要远离水源,并且设置固定警示标志。

（4）禁止任何单位和个人转让、买卖医疗废物。

(六) 医疗废物突发事件处置

医疗机构发生医疗废物流失、泄漏、扩散和意外事故时,应按照以下要求及时采取紧急处理措施:

（1）确定流失、泄漏、扩散的医疗废物的类别、数量、发生时间、影响范围及严重程度。

（2）组织有关人员尽快按照应急方案,对发生医疗废物泄漏、扩散的现场进行处理。

（3）对被医疗废物污染的区域进行处理时，应尽可能减少对病人、医务人员、其他现场人员及环境的影响。

（4）采取适当的安全处置措施，对泄漏物及受污染的区域、物品进行消毒或者其他无害化处置，必要时封锁污染区域，以防扩大污染。

（5）对感染性废物污染区域进行消毒时，消毒工作从污染最轻区域向污染最严重区域进行，对可能被污染的所有使用过的工具也应进行消毒。

（6）工作人员应做好卫生安全防护后进行工作。

处理工作结束后，医疗卫生机构应对事件的起因进行调查，并采取有效的防范措施预防类似事件的发生。医疗卫生机构发生医疗废物流失、泄漏、扩散时，应当在 48 小时内向所在地的县级人民政府卫生行政主管部门、环境保护行政主管部门报告，调查处理工作结束后，医疗卫生机构应当将调查处理结果向所在地的县级人民政府卫生行政主管部门、环境保护行政主管部门报告。

（七）职业卫生防护

从事医疗废物处置的有关人员在接触或处置医疗废物时应当按照下列要求做好职业卫生防护

工作：

（1）应当穿戴工作衣、帽、靴、口罩、手套等防护用品，防止医疗废物直接接触和锐器损伤，进行近距离操作或可能有液体溅出时应当佩戴护目眼镜。

（2）每次作业结束后应当及时按规定对污染防护用品和手进行消毒和清洗。

（3）防护用品有破损时应当及时予以更换。

（4）当防护用品在操作中被污染时，应当及时对污染处进行消毒处理。一旦发生被医疗废物刺伤、擦伤等伤害时，应当采取相应的处理措施，并及时报告机构内的相关部门。

（5）医疗卫生机构、集中处置单位应当定期组织本单位从事医疗废物处置的有关人员健康检查，并应当建立健康档案。必要时对相关人员进行免疫接种。

（八）上海市医疗废物管理基本状况和管理模式

2003 年《医疗废物管理条例》出台后，上海市对医疗废物管理正式纳入了法制化管理，医疗废物监督管理从建章立制、分类收集、内部运送、交接登记、暂存处置等环节着手，特别是 2007 年原市卫生局制定下发《上海市医疗废物卫生管理规范》、2013 年开始实施医疗废物全流程信息化管理后,上海市卫生监督机构不断细化管理流程,加强培训指导,提高执法效能,对本市各级各类医疗卫生机构、医疗废物集中处置单位的医疗废物管理进行全面整顿和规范。

上海市医疗废物安全处置的监督执法对象主要是各级各类医疗机构,截至 2016 年 12 月 31 日,本市共有医疗机构 5 375 家(其中一级医疗机构 336 家、二级医疗机构 139 家、三级医疗机构 51 家、其他未定级医疗机构 4 849 家)、医疗废物集中处置单位 2 家(上海市固体废物处置有限公司、崇明区的上海永程固体废物处置公司)。

主要管理手段一是传统监管不放松,指导、培训、服务、执法相结合。本市卫生监督机构加强对各级各类医疗卫生机构和医疗废物集中处置单位的培训,通过《上海市医疗废物卫生管理规范》、《上海市医疗废物规范管理和处置》宣教示范片、《上海市医疗机构医疗废物管理优秀单位宣传图册》、《信息化助推管理升级——医疗废物的智能化监管》宣传片等开展形式多样的培训;在 H7N9 禽流感、埃博拉出血热、中东呼吸综合症、甲型 H1N1 流感等重大传染病疫情防控工作中,组建应急处置队伍,联合医疗废物集中处置单位制定医疗废物应急处置方案,开展培训和演练;开展对医疗废物集中处置单位的监督检查,积极与环保部门沟通协作;通过日常监督检查、专项监督检查、量化监督评估,对医疗废物的各环节进行精细化规范管理;对存在的问题严格执法、督促整改等。二是技术突破,推行"互联网＋医疗废物"动态监管。在日常监督检查中发现,传统的医疗废物管理模式使用纸质交接登记单,统计不便捷,若医务人员或工勤人员操作不严谨存在医疗废物不规范收集或流失的隐患,故 2013 年开始,本市卫生监督机构积极探索应用"互联网＋技术"进行医疗废物信息化管理,从技术上突破来保证医疗废物的源头管理、环节管理和追踪管理,使医疗废物管理更安全、更规范、更高效。该医疗废物信息化管理系统包括三个子系统:① 医疗废物内部管理信息采集系统,应用整合 RFID 射频识别技术、条码技术、3G 或无线网络物联网技术的医疗废物专用运送智能车辆、智能手执终端、电子地秤、蓝牙打印机等设备,实现智能化收集;② 上海市医疗卫生机构医疗废物监管信息平台,实现医疗废物管理信息实时自动化统计,交接单、登记单和标签的全电子化数据集中管理,医疗机构和卫生监督机构能实时监控;③ 基于安卓平台的医疗废物流失追溯程序,如果发生医疗废物流失,通过安装了此程序的电子设备对条形码进行扫描,快速读取展示相关医院和人员信息,实现医疗废物流失追溯功能。目前,医疗废物信息化管理系统推广正实施应用中,取得了良好效果。

参考文献

[1]　徐天强.卫生监督工作指南[M].上海科学技术出版社,2012.

[2]　徐天强.卫生行政处罚立案证据标准与法律适用[M].上海交通大学出版社,2010.

课程九　医疗废物处置卫生监督

一、医疗废物处置卫生监督检查依据、内容与方法

(一) 监督检查依据

《中华人民共和国传染病防治法》

《医疗废物管理条例》

《医疗卫生机构医疗废物管理办法》

《医疗废物管理行政处罚办法(试行)》

《医疗废物分类目录》

《医疗废物专用包装袋、容器和警示标志标准》

《关于明确医疗废物分类有关问题的通知》

《关于在医疗机构推进生活垃圾分类管理的通知》

《医疗废物集中处置技术规范(试行)》

《传染病防治卫生监督工作规范》

《上海市医疗废物处理环境污染防治规定》

《上海市医疗废物卫生管理规范》

(二) 监督检查内容

医疗废物监督检查重点内容和环节主要针对医疗废物管理建章立制、分类收集、内部运送、暂时贮存和集中处置交接等五个方面,具体内容在"课程一:医疗废物处置基本知识"中已经描述,强调以下几点:

(1) 建章立制方面:要求医疗机构建立健全符合本单位实际的医疗废物管理制度和应急预案,落实书面的管理责任制,设置监控部门或专(兼)职人员并按规定履行监控职责,开展人员培训、做好职业卫生防护等;

(2) 分类收集方面:要求在各科室和部门设置符合要求的分类收集点,使用符合要求的医疗废物专用包装袋和利器盒,按照医疗废物五大类进行分类收集,对高危险性医疗废物和传染病门诊的医疗废物要有专门处置要求;

(3) 内部运送方面:要求使用符合要求的专用运送工具,做好内部交接登记(内部交接三联单或进行电子扫描确认),包装物和容器的标识、标签及封口要符合规定,运送工具按时清洁消毒;对家庭病床、医疗服务点等的医疗废物也要安全实施运送交接,并做好登记;

（4）暂时贮存方面：要求设立医疗废物暂存设施设备，选位符合要求，有严密封闭措施，做好防盗、防鼠、防蚊蝇、防蟑螂等安全卫生措施，有"医疗废物警示标志"和"禁止吸烟、饮食"标识；暂存的医疗废物包装袋扎口严密、标签清晰；病理性废物低温贮存；暂存设施的清洗消毒工作；做好本单位的医疗废物登记等。

（5）集中处置交接方面：要将医疗废物交给有资质的集中处置单位，交接时填写危险废物转移联单等。同时对医疗废物集中处置单位日常工作和应急处置加强监管，特别是疾病预防、消毒隔离和职业安全防护等方面的卫生监管。

（三）监督检查方法

1. 现场查阅相关资料

现场查阅医疗废物管理责任制相关文件、医疗废物管理相关制度合应急预案、培训相关资料（培训签到、培训现场照片、培训内容等）、内部交接单（登记单）、危险废物转移联单、健康体检报告、职业卫生防护用品等。

2. 现场检查重点部门

口腔科、输液室、检验科、外科病房、传染病门诊等医疗废物产生较多的科室和部门的医疗废物分类收集点；医疗废物运送工具；医疗废物暂存设施;生活垃圾堆放场所;医塑堆放场所等。

3. 现场制作检查文书

两名卫生监督员在监督检查中,应注意第一时间搜集与事实有关的证据,并通过相机、执法记录仪等各种形式予以固定。运用上海卫生监督信息化系统,选择对应的医疗废物监督检查模板,做好现场检查笔录,并根据实际需要制作询问笔录(证人证言或当事人陈述)等。

二、医疗废物处置卫生监督违法案由及处理

(一)职责分工

根据《医疗废物管理条例》第五条规定,县级以上各级人民政府卫生行政主管部门,对医疗废物收集、运送、贮存、处置活动中的疾病防治工作实施统一监督管理;环境保护行政主管部门,对医疗废物收集、运送、贮存、处置活动中的环境污染防治工作实施统一监督管理。县级以上各级人民政府其他有关部门在各自的职责范围内负责与医疗废物处置有关的监督管理工作。

需注意卫生计生行政部门与环保部门的分工职责,卫生计生行政部门对医疗废物集中处置单位的监管,着重于疾病预防、消毒隔离、职业安全

防护措施落实等方面的监督管理。

(二) 一般原则

（1）实施行政处罚时，需认真调查取证，履行卫生计生行政处罚程序。

（2）实施行政处罚时，必须责令改正违法行为，目的是纠正违法行为。

(三) 具体案由

根据《医疗废物管理条例》《医疗卫生机构医疗废物管理办法》《医疗废物管理行政处罚办法》，属于卫生计生行政处罚范畴的案由共十五个。

1. 医疗卫生机构未建立、健全医疗废物管理制度，或者未设置监控部门或者专（兼）职人员

（1）适用依据。

违反条款：《医疗废物管理条例》第七条、第八条。

处罚条款：《医疗废物管理条例》第四十五条第（一）项。

（2）处罚内容。

责令限期改正，给予警告；逾期不改正的，处2 000元以上5 000元以下的罚款。

（3）适用情形和裁量标准。

情 形	情　节	裁量幅度
一般情形	无医疗废物管理制度的书面资料	警告
	部分管理制度不能提供书面资料	
	无设置医疗废物管理监控部门或专(兼)职人员的书面资料等	
逾期不改正情形	仍无医疗废物管理制度的书面资料	处2 000元及以上4 000元以下的罚款
	部分管理制度仍不能提供书面资料	
	仍无设置医疗废物管理监控部门或专(兼)职人员的书面资料等	
	逾期不改正,并具有《上海市卫生和计划生育处罚裁量适用办法》规定的从重情形	处4 000元以上5 000元以下的罚款

2. 医疗卫生机构未对有关人员进行相关法律和知识的培训

（1）适用依据。

违反条款：《医疗废物管理条例》第九条。

处罚条款：《医疗废物管理条例》第四十五条第(二)项。

（2）处罚内容。

责令限期改正,给予警告;逾期不改正的,处2 000元以上5 000元以下的罚款。

（3）适用情形和裁量标准。

情　形	情　　节	裁量幅度
一般情形	未对本单位内从事医疗废物收集、运送、贮存、处置等工作的人员和管理人员(以下简称"有关人员")进行医疗废物相关法律和专业技术、安全防护以及紧急处理等知识培训	警告
逾期不改正情形	仅对部分有关人员进行培训	处 2 000 元及以上 4 000 元以下的罚款
	仅对部分相关知识进行培训	
	仍未进行培训	处 4 000 元以上 5 000 元以下的罚款
	其他具有《上海市卫生和计划生育处罚裁量适用办法》规定的从重情形	

3. 医疗卫生机构和医疗废物集中处置单位未对从事医疗废物工作的人员和管理人员采取职业卫生防护措施

（1）适用依据。

违反条款：《医疗废物管理条例》第十条。

处罚条款：《医疗废物管理条例》第四十五条第（三）项；《医疗废物管理行政处罚办法》第四条。

（2）处罚内容。

责令限期改正，给予警告；逾期不改正的，处2 000 元以上 5 000 元以下的罚款。

（3）适用情形和裁量标准。

情形	情　节	裁量幅度
一般情形	单位未为从事医疗废物收集、运送、贮存、处置等工作的人员和管理人员(以下简称"有关人员")配备必要的防护用品	警告
	有关人员操作时未采取有效的职业卫生防护措施	
	有关人员未定期进行健康检查	
	未在必要时对有关人员进行免疫接种,防止其受到健康损害	
逾期不改正情形	单位已配备必要的防护用品,但是有关人员操作时仍未采取有效的职业卫生防护措施	处2 000元及以上3 000元以下的罚款
	单位仍未配备必要的防护用品	处3 000元以上4 000元以下的罚款
	有关人员仍未定期进行健康检查	
	仍未在必要时对有关人员进行免疫接种,防止其受到健康损害	
	有关人员未采取职业卫生防护措施造成健康损害等后果的	处4 000元以上5 000元以下的罚款
	其他具有《上海市卫生和计划生育处罚裁量适用办法》规定的从重情形	

注: 本条所指的"定期"一般为每12个月一次(针对医疗卫生机构)、每6个月一次(针对医疗废物集中处置单位)。

4. 医疗卫生机构未对医疗废物进行登记或者未保存登记资料

(1)适用依据。

违反条款:《医疗废物管理条例》第十二条。

处罚条款：《医疗废物管理条例》第四十五条第（四）项。

（2）处罚内容。

责令限期改正，给予警告；逾期不改正的，处2 000元以上5 000元以下的罚款。

（3）适用情形和裁量标准。

情　形	情　　节	裁量幅度
一般情形	无医疗废物登记本或有关登记资料	警告
	登记内容不完整	
	近三年无任何保存的医疗废物登记资料或者登记资料里漏缺某时间段内容	
逾期不改正情形	医疗废物登记本或有关登记资料的登记内容仍不完整	处2 000元及以上4 000元以下的罚款
	仍不能提供医疗废物登记本或有关登记资料	处4 000元以上5 000元以下的罚款
	其他具有《上海市卫生和计划生育处罚裁量适用办法》规定的从重情形	

5. 医疗卫生机构未对使用后的医疗废物运送工具或者运送车辆在指定地点及时进行消毒和清洁

（1）适用依据。

违反条款：《医疗废物管理条例》第十八条第

二款。

处罚条款:《医疗废物管理条例》第四十五条第(五)项。

(2)处罚内容。

责令限期改正,给予警告;逾期不改正的,处2 000元以上5 000元以下的罚款。

(3)适用情形和裁量标准。

情 形	情 节	裁量幅度
一般情形	对使用后医疗废物运送工具或者运送车辆无清洗消毒的指定地点	警告
	未进行清洗消毒	
	未在指定地点进行清洗消毒	
	未及时进行清洗消毒	
逾期不改正情形	对使用后医疗废物运送工具或者运送车辆仍未及时进行清洗消毒	处2 000元及以上4 000元以下的罚款
	仍未在指定地点进行清洗消毒	
	对使用后医疗废物运送工具或者运送车辆仍无清洗消毒的指定地点	处4 000元以上5 000元以下的罚款
	仍未进行清洗消毒	
	其他具有《上海市卫生和计划生育处罚裁量适用办法》规定的从重情形	

注:本条所指的"及时"为每天工作结束后。

6.自行建有医疗废物处置设施的医疗卫生机构未定期对医疗废物处置设施的卫生学效果进行检测、评价,或者未将检测、评价效果存档、报告

（1）适用依据。

违反条款:《医疗废物管理条例》第三十条。

处罚条款:《医疗废物管理条例》第四十五条第(七)项;《医疗废物管理行政处罚办法》第二条第(五)项。

（2）处罚内容。

责令限期改正,给予警告;逾期不改正的,处2 000元以上5 000元以下的罚款。

（3）适用情形和裁量标准。

情　形	情　　节	裁量幅度
一般情形	无定期对医疗废物处置设施的卫生学效果进行检测、评价的书面报告资料	警告
	未将医疗废物处置设施的卫生学效果检测、评价报告资料存档	
	未每半年向所在地卫生行政主管部门报告一次	
逾期不改正情形	仍未将医疗废物处置设施的卫生学效果检测、评价报告资料存档	处2 000元及以上4 000元以下的罚款
	仍未每半年向所在地卫生行政主管部门报告一次	

情 形	情 节	裁量幅度
逾期不改正情形	仍未对医疗废物处置设施的卫生学效果进行检测、评价	处 4 000 元以上 5 000 元以下的罚款
	其他具有《上海市卫生和计划生育处罚裁量适用办法》规定的从重情形	

7. 医疗卫生机构贮存设施或者设备不符合卫生要求

(1) 适用依据。

违反条款:《医疗废物管理条例》第十七条第一款、第二款、第三款;《医疗卫生机构医疗废物管理办法》第二十一条第(一)项、第(二)项、第(三)项、第(四)项、第(五)项、第(六)项、第(七)项。

处罚条款:《医疗废物管理条例》第四十六条第(一)项;《医疗卫生机构医疗废物管理办法》第四十条第(一)项。

(2) 处罚内容。

责令限期改正,给予警告,可以并处 5 000 元以下的罚款;逾期不改正的,处 5 000 元以上 3 万元以下的罚款。

(3) 适用情形和裁量标准。

情 形	情　节	裁量幅度
一般情形	不符合《医疗卫生机构医疗废物管理办法》(以下简称"管理办法")第二十一条第(六)项到第(七)项中的一项要求	警告
	不符合《管理办法》第二十一条第(六)项到第(七)项中的两项要求	警告,并处1 500元以下的罚款
	不符合《管理办法》第二十一条第(一)项到第(五)项中的一项要求	警告,并处1 500元以上3 500元以下的罚款
	不符合《管理办法》第二十一条第(一)项到第(五)项中的两项及两项以上要求	警告,并处3 500元以上5 000元以下的罚款
	不符合《管理办法》第二十一条第(一)项到第(七)项中的三项及三项以上要求	
	无医疗废物暂时贮存设施和设备	
	违法行为存在导致医疗废物流失等隐患	
	其他具有《上海市卫生和计划生育处罚裁量适用办法》规定的从重情形	
逾期不改正情形	仍不符合《管理办法》第二十一条第(六)项到第(七)项中的一项或两项要求	处5 000元以上1万元以下的罚款
	仍不符合《管理办法》第二十一条第(一)项到第(五)项中的一项要求	处1万元以上2万元以下的罚款

情　形	情　　节	裁量幅度
逾期不改正情形	仍不符合《管理办法》第二十一条第(一)到第(五)项中的两项及两项以上要求	处2万元以上3万元以下的罚款
	仍不符合《管理办法》第二十一条第(一)项到第(七)项中的三项及三项以上要求	
	仍未建立医疗废物暂时贮存设施和设备	
	违法行为仍存在导致医疗废物流失等隐患	
	仍具有《上海市卫生和计划生育处罚裁量适用办法》规定的从重情形	

8. 医疗卫生机构未将医疗废物按照类别分置于专用包装物或者容器

（1）适用依据。

违反条款：《医疗废物管理条例》第十六条第一款。

处罚条款：《医疗废物管理条例》第四十六条第(二)项。

（2）处罚内容。

责令限期改正，给予警告，可以并处5 000元以下的罚款；逾期不改正的，处5 000元以上3万元以下的罚款。

（3）适用情形和裁量标准。

情　形	情　　节	裁量幅度
一般情形	医疗卫生机构使用的医疗废物专用包装物或者容器未做到防渗漏、防锐器穿透和密闭,并具有《上海市卫生和计划生育处罚裁量适用办法》规定的从轻情形	警告
	医疗卫生机构使用的医疗废物专用包装物或者容器未做到防渗漏、防锐器穿透和密闭	警告,并处1500元以下的罚款
	医疗废物未使用医疗废物专用包装物或者容器,并具有《上海市卫生和计划生育处罚裁量适用办法》规定的从轻情形	
	医疗废物未按照医疗废物类别分别放置,并具有《上海市卫生和计划生育处罚裁量适用办法》规定的从轻情形	
	医疗卫生机构使用的医疗废物专用包装物或者容器未做到防渗漏、防锐器穿透和密闭,并具有《上海市卫生和计划生育处罚裁量适用办法》规定的从重情形	警告,并处1500元以上5000元以下的罚款
	医疗废物未使用医疗废物专用包装物或者容器	
	医疗废物未按照医疗废物类别分别放置	

情形	情　　节	裁量幅度
一般情形	其他具有《上海市卫生和计划生育处罚裁量适用办法》规定的从重情形	警告,并处1500元以上5000元以下的罚款
逾期不改正情形	医疗卫生机构使用的医疗废物专用包装物或者容器仍未做到防渗漏、防锐器穿透和密闭	处5000元以上1万元以下的罚款
	医疗废物仍未使用医疗废物专用包装物或者容器;医疗废物仍未按照医疗废物类别分别放置	处1万元以上2万元以下的罚款
	仍具有《上海市卫生和计划生育处罚裁量适用办法》规定的从重情形	处2万元以上3万元以下的罚款

9. 医疗卫生机构未使用符合标准的运送工具运送医疗废物

（1）适用依据。

违反条款:《医疗废物管理条例》第十八条第一款。

处罚条款:《医疗废物管理行政处罚办法》第五条第(三)项。

（2）处罚内容。

责令限期改正,给予警告,可以并处5000元以下的罚款,逾期不改正的,处5000元以上3万元以下的罚款。

（3）适用情形和裁量标准。

情　形	情　节	裁量幅度
一般情形	医疗卫生机构医疗废物运送工具无医疗废物警示标识	警告
	医疗废物运送工具不符合防渗漏、防遗撒、无锐利边角、易于装卸和清洁等要求中的一项要求	警告，并处1 500元以下的罚款
	其他具有《上海市卫生和计划生育处罚裁量适用办法》规定的从轻情形	
	医疗废物运送工具不符合防渗漏、防遗撒、无锐利边角、易于装卸和清洁等要求中的两项及两项以上要求	警告，并处1 500元以上3 500元以下的罚款
	医疗卫生机构无医疗废物运送工具	警告，并处3 500元以上5 000元以下的罚款
	其他具有《上海市卫生和计划生育处罚裁量适用办法》规定的从重情形	
逾期不改正情形	医疗卫生机构医疗废物运送工具仍不符合有医疗废物警示标识、防渗漏、防遗撒、无锐利边角、易于装卸和清洁等要求中的一项要求	处5 000元以上1万元以下的罚款
	医疗废物运送工具仍不符合有医疗废物警示标识、防渗漏、防遗撒、无锐利边角、易于装卸和清洁等要求中的两项及两项以上要求	处1万元以上2万元以下的罚款
	医疗卫生机构仍无医疗废物运送工具	处2万元以上3万元以下的罚款
	仍具有《上海市卫生和计划生育处罚裁量适用办法》规定的从重情形	

10. 医疗卫生机构在运送过程中丢弃医疗废物;在非贮存地点倾倒、堆放医疗废物或将医疗废物混入其他废物和生活垃圾

(1) 适用依据。

违反条款:《医疗废物管理条例》第十四条第二款。

处罚条款:《医疗废物管理条例》第四十七条第(一)项。

(2) 处罚内容。

责令限期改正,给予警告,并处5 000元以上1万元以下的罚款;逾期不改正的,处1万元以上3万元以下的罚款;造成传染病传播或者环境污染事故的,由原发证部门暂扣或者吊销执业许可证件或者经营许可证件;构成犯罪的,依法追究刑事责任。

(3) 适用情形和裁量标准。

情　形	情　　　　节	裁量幅度
一般情形	在一个地点有以下一类违法行为:医疗卫生机构在内部运送过程中丢弃医疗废物;在非贮存地点倾倒、堆放医疗废物;将医疗废物混入其他废物和生活垃圾	警告,并处5 000元及以上8 500元以下的罚款
	在一个地点有以下多类违法行为、在多个地点有以下一类或多类违法行为:医疗卫生机构在内部运	警告,并处8 500元以上1万元以下的罚款

情 形	情　　节	裁量幅度
一般情形	送过程中丢弃医疗废物；在非贮存地点倾倒、堆放医疗废物；将医疗废物混入其他废物和生活垃圾	警告，并处 8 500 元以上 1 万元以下的罚款
	其他具有《上海市卫生和计划生育处罚裁量适用办法》规定的从重情形	
逾期不改正情形	在一个地点仍有以下一类违法行为：医疗卫生机构在内部运送过程中丢弃医疗废物；在非贮存地点倾倒、堆放医疗废物；将医疗废物混入其他废物和生活垃圾	处 1 万元以上 2 万元以下的罚款
	在一个地点仍有以下多类违法行为、在多个地点仍有以下一类或多类违法行为：医疗卫生机构在内部运送过程中丢弃医疗废物；在非贮存地点倾倒、堆放医疗废物；将医疗废物混入其他废物和生活垃圾	处 2 万元以上 3 万元以下的罚款
	除造成传染病传播外的其他具有《上海市卫生和计划生育处罚裁量适用办法》规定的从重情形	
情节严重	造成传染病传播的	由原发证部门暂扣执业许可证件
	造成传染病传播，有重大社会影响的	由原发证部门吊销执业许可证件

11. 医疗卫生机构未按照规定对污水、传染病病人或者疑似传染病病人的排泄物,进行严格消毒,或者未达到国家规定的排放标准,排入污水处理系统

（1）适用依据。

违反条款:《医疗废物管理条例》第二十条。

处罚条款:《医疗废物管理条例》第四十七条第(五)项。

（2）处罚内容。

责令限期改正,给予警告,并处5 000元以上1万元以下的罚款;逾期不改正的,处1万元以上3万元以下的罚款;造成传染病传播或者环境污染事故的,由原发证部门暂扣或者吊销执业许可证件或者经营许可证件;构成犯罪的,依法追究刑事责任。

（3）适用情形和裁量标准。

情　形	情　　节	裁量幅度
一般情形	医疗卫生机构设置的传染病专用门诊、留观室及病房等处排出的诊疗、生活及粪便用水、传染病病人或者疑似传染病病人的排泄物,未按照规定严格消毒处理或者未达到国家规定的排放标准即排入医疗卫生机构内的污水处理系统等	警告,并处5 000元及以上6 500元以下的罚款

情　形	情　　节	裁量幅度
一般情形	医疗卫生机构设置的传染病专用门诊、留观室及病房等处排出的诊疗、生活及粪便用水、传染病病人或者疑似传染病病人的排泄物，未消毒处理即直接排放	警　告，并　处6 500元以上1万元以下的罚款
	其他具有《上海市卫生和计划生育处罚裁量适用办法》规定的从重情形	
逾期不改正情形	医疗卫生机构设置的传染病专用门诊、留观室及病房等处排出的诊疗、生活及粪便用水、传染病病人或者疑似传染病病人的排泄物，仍未按照规定严格消毒处理或者未达到国家规定的排放标准即排入医疗卫生机构内的污水处理系统	处1万元以上2万元以下的罚款
	医疗卫生机构设置的传染病专用门诊、留观室及病房等处排出的诊疗、生活及粪便用水、传染病病人或者疑似传染病病人的排泄物，仍未消毒处理即直接排放	处2万元以上3万元以下的罚款
	除造成传染病传播外的其他具有《上海市卫生和计划生育处罚裁量适用办法》规定的从重情形	
情节严重	造成传染病传播的	由原发证部门暂扣执业许可证件
	造成传染病传播，有重大社会影响的	由原发证部门吊销执业许可证件

12. 医疗卫生机构对收治的传染病病人或者疑似传染病病人产生的生活垃圾,未按照医疗废物进行管理和处置

（1）适用依据。

违反条款:《医疗废物管理条例》第三条第二款。

处罚条款:《医疗废物管理条例》第四十七条第(六)项。

（2）处罚内容。

责令限期改正,给予警告,并处5 000元以上1万元以下的罚款;逾期不改正的,处1万元以上3万元以下的罚款;造成传染病传播或者环境污染事故的,由原发证部门暂扣或者吊销执业许可证件或者经营许可证件;构成犯罪的,依法追究刑事责任。

（3）适用情形和裁量标准。

情 形	情 节	裁量幅度
一般情形	对收治的传染病病人或者疑似传染病病人产生的生活垃圾未使用双层医疗废物专用包装袋包装	警告,并处5 000元及以上6 500元以下的罚款
	对收治的传染病病人或者疑似传染病病人产生的生活垃圾未按照医疗废物进行管理和处置	警告,并处6 500元以上1万元以下的罚款
	其他具有《上海市卫生和计划生育处罚裁量适用办法》规定的从重情形	

情　形	情　　节	裁量幅度
逾期不改正情形	对收治的传染病病人或者疑似传染病病人产生的生活垃圾仍未使用双层医疗废物专用包装袋包装	处1万元以上2万元以下的罚款
	对收治的传染病病人或者疑似传染病病人产生的生活垃圾仍未按照医疗废物进行管理和处置	处2万元以上3万元以下的罚款
	除造成传染病传播外的其他具有《上海市卫生和计划生育处罚裁量适用办法》规定的从重情形	
情节严重	造成传染病传播的	由原发证部门暂扣执业许可证件
	造成传染病传播，有重大社会影响的	由原发证部门吊销执业许可证件

13.医疗卫生机构发生医疗废物流失、泄漏、扩散时，未采取紧急处理措施，或者未及时向卫生行政主管部门报告

（1）适用依据。

违反条款：《医疗废物管理条例》第十三条第二款；《医疗卫生机构医疗废物管理办法》第二十八条第一款第（一）项、第（二）项、第（三）项、第（四）项、第（五）项、第（六）项。

处罚条款：《医疗废物管理条例》第四十九

条;《医疗卫生机构医疗废物管理办法》第四十三条。

(2) 处罚内容。

责令改正,给予警告,并处1万元以上3万元以下的罚款;造成传染病传播或者环境污染事故的,由原发证部门暂扣或者吊销执业许可证件或者经营许可证件;构成犯罪的,依法追究刑事责任。

(3) 适用情形和裁量标准。

情 形	情 节	裁量幅度
一般情形	发生医疗废物流失、泄漏、扩散时,未在48小时内向卫生行政主管部门报告	警告,并处1万元及以上2万元以下的罚款
	发生医疗废物流失、泄漏、扩散时,未向卫生行政主管部门报告	警告,并处2万元以上3万元以下的罚款
	未按照《医疗卫生机构医疗废物管理办法》第二十八条要求采取紧急处理措施	
	除造成传染病传播外的其他具有《上海市卫生和计划生育处罚裁量适用办法》规定的从重情形	
情节严重	造成传染病传播的	由原发证部门暂扣执业许可证件
	造成传染病传播,有重大社会影响的	由原发证部门吊销执业许可证件

14. 医疗卫生机构阻碍卫生执法人员执行职务

(1) 适用依据。

违反条款:《医疗废物管理条例》第四十一条。

处罚条款:《医疗废物管理条例》第五十条。

(2) 处罚内容。

医疗卫生机构、医疗废物集中处置单位,无正当理由,阻碍卫生行政主管部门或者环境保护行政主管部门执法人员执行职务,拒绝执法人员进入现场,或者不配合执法部门的检查、监测、调查取证的,由县级以上地方人民政府卫生行政主管部门或者环境保护行政主管部门按照各自的职责责令改正,给予警告;拒不改正的,由原发证部门暂扣或者吊销执业许可证件或者经营许可证件;触犯《中华人民共和国治安管理处罚条例》,构成违反治安管理行为的,由公安机关依法予以处罚;构成犯罪的,依法追究刑事责任。

(3) 适用情形和裁量标准。

情 形	情 节	裁量幅度
一般情形	医疗卫生机构无正当理由拒绝卫生执法人员进入现场;不配合执法人员检查、监测、调查取证;以暴力相威胁或进行人身攻击;提供虚假材料欺骗执法人员等阻碍卫生执法人员执行职务的行为	警告

情　形	情　　节	裁量幅度
情节严重	拒不改正	由原发证部门暂扣执业许可证件
	拒不改正,造成重大社会影响的	由原发证部门吊销执业许可证件

15. 不具备集中处置医疗废物条件的农村,医疗卫生机构未按要求处置医疗废物

（1）适用依据。

违反条款:《医疗废物管理条例》第二十一条。

处罚条款:《医疗废物管理条例》第五十一条。

（2）处罚内容。

责令限期改正,给予警告;逾期不改正的,处 1 000元以上5 000元以下的罚款;造成传染病传播或者环境污染事故的,由原发证部门暂扣或者吊销执业许可证件;构成犯罪的,依法追究刑事责任。

（3）适用情形和裁量标准。

情　形	情　　节	裁量幅度
一般情形	不具备集中处置医疗废物条件的农村,医疗卫生机构对使用后的一次性医疗器具和容易致人损伤的医疗废物,未作消毒毁形处理;能	警告

情　形	情　　节	裁量幅度
一般情形	够焚烧的医疗废物,未及时焚烧处理;不能焚烧的医疗废物,未经消毒即集中填埋等	警告
逾期未改正	使用后的一次性医疗器具和容易致人损伤的医疗废物,仍未作消毒毁形处理;能够焚烧的医疗废物,仍未及时焚烧处理;不能焚烧的医疗废物,仍未经消毒即集中填埋等	处 1 000 元及以上 4 000 元以下的罚款
	逾期不改正,并具有除造成传染病传播外的其他《上海市卫生和计划生育处罚裁量适用办法》规定的从重情形	处 4 000 元以上 5 000 元以下的罚款
情节严重	造成传染病传播的	由原发证部门暂扣执业许可证件
	造成传染病传播,有重大社会影响的	由原发证部门吊销执业许可证件

注:本条所指的"及时"为 48 小时内。

(四) 不属于卫生计生行政处罚范畴的案由

1. 医疗废物集中处置单位的违法行为,由环保部门处罚

(1) 未及时收集、运送医疗废物的;

(2) 未定期对医疗废物处置设施的环境污染

防治和卫生学效果进行检测、评价，或者未将检测、评价效果存档、报告的；

（3）未安装污染物排放在线监控装置或者监控装置未经常处于正常运行状态的；

（4）对医疗废物的处置不符合国家规定的环境保护、卫生标准、规范的；

（5）未取得经营许可证从事医疗废物的收集、运送、贮存、处置等活动的；

（6）转让、买卖医疗废物，邮寄或者通过铁路、航空运输医疗废物，或者违反本条例规定通过水路运输医疗废物的。

2. 医疗卫生机构的违法行为，由环保部门处罚

（1）未执行危险废物转移联单管理制度的；

（2）将医疗废物交给未取得经营许可证的单位或者个人收集、运送、贮存、处置的。

（五）典型违法案例分析

1. 案例一

某卫生计生委监督所对某口腔门诊部进行现场检查时发现当事人有下列违法事实：医疗废物暂时贮存设施内天花板渗漏、墙面瓷砖破损；口腔科未使用专用利器盒收集使用后一次性探针、口镜和镊子等损伤性废物。

经查实,以上行为违反了《医疗废物管理条例》第十六条第一款、第十七条第二款的规定,依据《医疗废物管理条例》第四十六条第(一)项、第(二)项的规定,责令立即改正,并作出下列行政处罚:贮存设施或者设备不符合防渗漏等卫生要求:警告,罚款人民币2 500元整;未将医疗废物按照类别分置于专用包装物或者容器:警告,罚款人民币2 500元整。以上两项罚款合计人民币5 000元整。

2. 案例二

某卫生计生委监督所对某门诊部进行监督检查时,现场询问医疗废物运送人员医疗废物处置相关知识,回答错误。经查实,近一年来该单位未对医疗废物处置相关人员开展法律和专业技术、安全防护以及紧急处理等知识的培训,未查见该医疗废物运送人员的培训记录等。

经查实,该单位未对有关人员进行相关法律和知识的培训,违反了《医疗废物管理条例》第九条的规定,依据《医疗废物管理条例》第四十五条第(二)项的规定,责令立即改正,并予以警告的行政处罚。两周后去复查,该单位已经做了相关培训并有详细记录,现场询问医疗废物运送人员,能回答相关知识的问题。

3. 案例三

某卫生计生委监督所对某医院进行监督检查

时,在该院生活垃圾集中堆放处,查见生活垃圾桶内混有一个黄色医疗废物专用包装袋,内有带血的棉球二十余个和带血的纱布十余块。

经查实,该院将医疗废物混入生活垃圾,违反了《医疗废物管理条例》第十四条第二款的规定,依据《医疗废物管理条例》第四十七条第(一)项规定,责令立即改正,并予以警告,罚款人民币5 000元整的行政处罚。

模块六
预防接种卫生监督

课程十　预防接种基本知识

一、预防接种服务管理要求

（一）预防接种分类

1. 常规接种

常规接种是指接种单位按照国家免疫规划疫苗儿童免疫程序、疫苗使用指导原则、疫苗使用说明书，在相对固定的接种服务周期时间内，为接种对象提供的预防接种服务。

2. 临时接种

在出现自然灾害、控制疫苗针对传染病流行等情况，开展应急接种、补充免疫或其他群体性预防接种时，按应急接种、补充免疫或群体性预防接种方案，在适宜的地点和时间，设立临时预防接种点，对目标人群开展的预防接种服务。

3. 群体性预防接种

群体性预防接种是指在特定范围和时间内，针对可能受某种传染病威胁的特定人群，有组织地集中实施的预防接种活动。补充免疫（原称为"强化免疫"）是一种较常采用的群体性预防接种形式。

4. 应急接种

应急接种是指在传染病疫情开始或有流行趋势时，为控制传染病疫情蔓延，对目标人群开展的预防接种活动。

（二）预防接种服务形式和周期

区卫生计生委应当根据人口密度、服务半径、地理条件和医疗卫生资源配置等情况，合理规划和设置接种单位，或按市卫生计生委的相关规定实施

1. 定点预防接种

定点预防接种是指受种者主动到接种单位内接受预防接种服务的一种形式。本市社区接种门诊、医院产科接种室、卡介苗接种门诊、犬伤处置门诊、集体单位接种门诊等均属于定点预防接种，定点预防接种的服务周期根据接种门诊种类而定（详见《上海市预防接种门诊设置标准》相关规定）。

2. 入户预防接种

在补充免疫活动期间，可依据实际情况采取入户方式进行预防接种。

(三) 预防接种证和接种信息电子档案的管理

国家对儿童实行预防接种证制度。接种单位应按规定为适龄儿童建立预防接种证,同时在上海市免疫规划信息系统中建立预防接种信息电子档案。其他人群的接种也要实行接种记录工作。

1. 预防接种证和接种信息电子档案的建立

产科接种室应向本机构出生的新生儿发放预防接种证。

非医疗机构产科内出生的儿童在出生后 1 个月内,其监护人应当到居住地的社区接种门诊为其办理预防接种证。未按时建立预防接种证或预防接种证遗失者应及时到社区接种门诊补办。

接种单位应在信息系统中为儿童建立预防接种信息档案。

非户籍儿童暂住在本地时间不少于 3 个月,由暂住地社区接种门诊及时建立预防接种档案,无预防接种证者需同时建立或补办预防接种证。

接种单位应在预防接种证上盖章。

2. 预防接种证和接种信息电子档案的管理

接种单位实施预防接种时,应当查验受种者的预防接种证和信息系统内的接种档案,每次接种时应将接种信息记录于预防接种证和接种信息电子档案中,预防接种证和电子档案的信息必须一致。

预防接种证由预防接种工作人员填写或打印，应书写工整、文字规范、填写准确、内容齐全，日期填写以公历为准。信息系统中电子档案内容应包括受种者信息、疫苗的品种、生产企业、有效期、批号、接种时间、实施接种的医疗卫生人员和最小包装单位的识别信息等内容。

预防接种证由受种方长期保管，接种信息电子档案由接种单位和疾控中心负责保存。

疾控中心、接种单位及相关工作人员对受种者的接种个案信息负有安全管理和隐私保护责任，不得擅自向其他任何单位和个人提供受种者的相关信息。

（四）预防接种实施

1. 预防接种前工作

（1）确定受种对象。

根据免疫规划疫苗的接种程序、群体性预防接种、应急接种或补充免疫方案等，确定受种对象。

受种对象包括：本次受种对象、上次漏种者和流动人口等特殊人群中的未受种者。主动搜索流动人口和计划外生育儿童中的受种对象。

（2）通知儿童监护人。

采取书面预约、通知单、电话联系、手机短信

（微信）告知、广播通知、公式告知等方式，通知儿童监护人，告知接种疫苗的种类、时间、地点和相关要求。

（3）预防接种场所要求。

预防接种场所室外要设有醒目的标志，室内清洁、光线明亮、通风保暖，并准备好预防接种工作台、工作椅以及提供儿童和家长留观、等候的条件。

在预防接种门诊显著位置公示相关资料，包括：

① 预防接种工作流程。

② 免疫规划疫苗的品种、接种程序、预防接种方法等；第二类疫苗除公示上述内容外，还应公示疫苗价格、预防接种服务价格。

③ 预防接种服务时间、咨询电话。

④ 科普宣传资料。

做好室内清洁，使用消毒液或紫外线消毒，并做好消毒记录。

（4）准备疫苗。

检查核对疫苗的品名、失效期、规格、外观和数量。将核对无误的疫苗置于接种工作台的冷藏设备内。

用冷藏箱（包）运输疫苗时，应根据环境温度、运输条件、使用条件放置适当数量的冰排。

冷藏箱(包)中疫苗的放置:

脊灰减毒活疫苗、含麻疹成分疫苗、甲肝减毒活疫苗、乙脑减毒活疫苗等放在冷藏箱(包)的底层。

卡介苗放在中层,并有醒目标记。

百白破疫苗、白破疫苗、乙肝疫苗、脊灰灭活疫苗等严禁冻结,要放在冷藏箱(包)的上层,不能直接接触冰排。

其他疫苗按照使用说明规定的温度,参照上述要求放置。

(5)准备预防接种器材。

按受种对象人次数的1.1倍准备相应规格的注射器材或其他器材。

一次性注射器领用时做好登记。使用前要检查包装是否完好并在有效期内使用。

接种单位备好喂服疫苗(如脊灰减毒活疫苗)的清洁小口杯、药匙等。

(6)准备药品、器械。

准备75%乙醇、镊子、棉球杯、无菌干棉球或棉签、治疗盘、体温计、听诊器、压舌板、儿童血压计、1∶1 000肾上腺素、安全盒、污物桶等。

2. 预防接种时的工作

(1)接种人员穿戴工作衣、帽、口罩,洗净双手。

（2）核实受种对象。

预防接种工作人员应查验预防接种证或预防接种个案信息，核对受种者姓名、出生日期及预防接种记录，确定为本次受种对象、接种疫苗的品种。

预防接种工作人员发现原始记录中受种者姓名或出生日期有误或变更的，应及时更新。

对不符合本次预防接种的受种者，向受种者或其监护人做好解释工作。

对因有预防接种禁忌而不能预防接种的受种者，预防接种人员应对受种者或其监护人给予医学建议，并在预防接种证和儿童预防接种个案信息上记录。

（3）预防接种前告知和健康状况询问。

预防接种工作人员在实施预防接种前，应当告知受种者或其监护人所接种疫苗的品种、作用、禁忌、可能出现的不良反应以及注意事项，并如实记录告知的内容。告知可采取口头或文字方式。

预防接种工作人员在实施预防接种前，应询问受种者的健康状况以及是否有预防接种禁忌等情况，并如实记录询问的内容；当对受种者的健康状况有怀疑时，应建议其到医院进行检查后，决定是否预防接种。

受种者或其监护人自愿选择接种第一类疫苗

同品种的第二类疫苗时,接种单位应当告知费用承担、预防接种异常反应补偿方式及接种疫苗的品种、作用、禁忌、可能出现的不良反应以及注意事项。

（4）预防接种现场疫苗管理。

预防接种前将疫苗从冷藏设备内取出,尽量减少开启冷藏设备的次数。

核对接种疫苗的品种,检查疫苗外观质量。凡过期、变色、污染、发霉、有摇不散凝块或异物、无标签或标签不清,疫苗瓶有裂纹的疫苗一律不得使用。

疫苗使用说明规定严禁冻结的疫苗,如百白破疫苗、乙肝疫苗、白破疫苗等,冻结后一律不得使用。

检查含吸附剂疫苗是否冻结的方法:将被检和正常对照的疫苗瓶同时摇匀后静置竖立,如被检疫苗在短时间（5~10分钟）内与对照疫苗相比,出现分层现象且上层液体较清,即可判断被检疫苗曾被冻结。

注射剂型疫苗的使用:

① 将疫苗瓶上部疫苗弹至底部,用75％乙醇棉球消毒开启部位。

② 在乙醇挥发后将注射器针头斜面向下插入疫苗瓶的液面下吸取疫苗。

③ 吸取疫苗后,将注射器的针头向上,排空注射器内的气泡,直至针头上有一小滴疫苗出现为止。

④ 自毁型注射器的使用方法参见相关产品使用说明。

⑤ 使用含有吸附剂的疫苗前,应当充分摇匀。使用冻干疫苗时,用一次性注射器抽取稀释液,沿疫苗瓶内壁缓慢注入,轻轻摇荡,使疫苗充分溶解,避免出现泡沫。

⑥ 开启减毒活疫苗的疫苗瓶和注射时,切勿使消毒剂接触疫苗。

⑦ 疫苗瓶开启后应尽快使用。如不能立即用完,应盖上无菌干棉球冷藏。当疫苗瓶开启后,活疫苗超过半小时、灭活疫苗超过 1 小时未用完,应将剩余疫苗废弃。

⑧ 采用预充式注射器分装的疫苗,按其使用方法进行注射。

(5)预防接种操作。

预防接种工作人员在预防接种操作前再次进行"三查七对",无误后予以预防接种。三查:检查受种者健康状况和接种禁忌证,查对预防接种信息档案与预防接种证,检查疫苗、注射器外观与批号、效期;七对:核对受种对象姓名、年龄、疫苗品名、规格、剂量、接种部位、接种途径。

皮肤消毒：

① 确定接种部位。接种部位要避开疤痕、炎症、硬结和皮肤病变处。

② 用灭菌镊子夹取 75％乙醇棉球或用无菌棉签蘸 75％乙醇，由内向外螺旋式对接种部位皮肤进行消毒，涂擦直径不小于 5 cm，待晾干后立即预防接种。

安全注射：

① 接种应做到"一人一针一管一用"，预防接种前方可打开或取出注射器材。

② 在注射过程中防止被针头误伤。如被污染的注射针头刺伤，应按照有关要求处置。

③ 注射完毕后应将注射器具直接投入安全盒或防刺穿的容器内，按照《医疗废物管理条例》统一回收销毁。

④ 使用后的注射器不得双手回套针帽，或用手分离注射器针头。

（6）预防接种记录、观察与预约。

预防接种后及时在预防接种证上记录接种疫苗品种、规格、疫苗最小包装单位的识别信息（或批号）、接种时间等，并且将相关信息录入信息系统。预防接种记录书写工整，不得用其他符号代替。

告知儿童监护人，受种者在预防接种后留在

预防接种现场观察 30 分钟。如出现不良反应，及时处理和报告。

与受种者或其监护人预约下次接种疫苗的种类、时间和地点。

产科接种室在为新生儿接种第 1 剂乙肝疫苗和卡介苗后，在预防接种证上记录首剂乙肝疫苗和卡介苗预防接种情况，并告知儿童监护人到居住地所在街道（镇）的社区卫生服务中心完成后续疫苗的接种。

3. 预防接种后的工作

（1）处理剩余疫苗。

记录疫苗的使用及废弃数量，剩余疫苗按以下要求处理：

废弃已开启疫苗瓶的疫苗（有明确规定可以继续使用的除外）。

冷藏设备内未开启的疫苗做好标记，放冰箱保存，于有效期内在下次预防接种时首先使用。

（2）清理器材。

清洁冷藏设备。

使用后的一次性注射器及其他医疗废物严格按照《医疗废物管理条例》《上海市医疗废物卫生管理规范》等进行分类收集和规范处理，设置临时接种点时应将所有医疗废物带回集中处理。

镊子、治疗盘等器械按要求灭菌或消毒后

备用。

清理核对预防接种知情同意单和预防接种个案信息。

（3）统计本次预防接种情况和下次预防接种的疫苗使用计划。

（五）适龄儿童预防接种管理

适龄儿童预防接种管理实行居住地属地化管理。

区卫生计生委应明确辖区各接种单位及其人员在适龄儿童预防接种管理中的任务和责任区域，并督促落实。

承担预防接种服务的社区卫生服务中心应定期主动搜索责任区域，及时将辖区新生儿和未建卡适龄儿童纳入预防接种管理。

区疾控中心、社区卫生服务中心应定期收集辖区医院产科新生儿出生信息，及时将新生儿纳入预防接种管理。

（六）流动儿童预防接种管理

流动儿童是指户籍在外省（市）或无户口，随父母或其他监护人在流入地暂时居住的儿童。

对流动儿童的预防接种实行现居住地管理，流动儿童与本地儿童享受同样的预防接种服务。

接种单位要积极争取基层社会管理组织的支持,通过多种途径及时了解流动儿童的分布和流向信息。

流动人口相对集中的地方,可设立预防接种点,增加预防接种门诊开放的频率和服务时间等,提供便利的预防接种服务。

接种单位至少每季度进行一次流动儿童主动搜索,到流动人口集居地、出租房等地,掌握流动儿童情况。

区疾控中心定期对流动儿童的预防接种情况进行调查、考核和评价。

在暂住地居住不少于 3 个月的流动儿童,由现居住地接种单位负责预防接种并建立预防接种档案,无预防接种证者需同时建立或补办预防接种证。在暂住地居住少于 3 个月的流动儿童,由暂住地接种单位提供预防接种服务,并建立临时接种档案。

二、疑似预防接种异常 反应的处理

(一)定义

(1)预防接种不良事件(Adverse Event Following Immunization,AEFI),是指在预防接种后发生的

怀疑与预防接种有关的反应或事件。

（2）群体性 AEFI：短时间内同一接种单位的受种者中，发生 2 例及以上相同或类似临床症状的严重 AEFI；或短时间内同一接种单位的同种疫苗受种者中，发生相同或类似临床症状的非严重 AEFI 明显增多。严重 AEFI 是指死亡、危及生命、导致永久或显著的伤残或器官功能损伤。

（3）按发生原因 AEFI 可以分成以下五种类型：

① 不良反应：合格的疫苗在实施规范的预防接种后，发生的与预防接种目的无关或意外的有害反应。按健康损害轻重程度分为一般反应和异常反应。

一般反应：在预防接种后发生的，由疫苗本身所固有的特性引起的，对机体只会造成一过性生理功能障碍的反应，主要有发热和局部红肿，同时可能伴有全身不适、倦怠、食欲不振、乏力等综合症状。

异常反应：合格的疫苗在实施规范接种过程中或者实施规范接种后造成受种者机体组织器官、功能损害，相关各方均无过错的药品不良反应。

② 疫苗质量事故：由于疫苗质量不合格，接种后造成受种者机体组织器官、功能损害。

③ 接种事故：由于在预防接种实施过程中违反预防接种工作规范、接种程序、疫苗使用指导原则、接种方案，造成受种者机体组织器官、功能损害。

④ 偶合症：受种者在接种时正处于某种疾病的潜伏期或者前驱期，接种后巧合发病。

⑤ 心因性反应：在预防接种实施过程中或接种后因受种者心理因素发生的个体或者群体的反应。

(二) 监测处置原则

1. 属地化管理原则

AEFI 监测处置实行属地化管理，责任报告单位和报告人在发现或接到 AEFI 报告后，应及时向为受种者接种疫苗的单位或其上级疾控中心报告。

2. 分级处置原则

本市对 AEFI 按照分级报告和分级处置的原则，将 AEFI 按照严重程度分为以下四个级别：

Ⅳ级 AEFI（一般事件）：常见的、性质轻微的不良事件，受种者通常不需要或仅需要少量的医疗干预。

Ⅲ级 AEFI（严重事件）：罕见的、较严重的影响受种者身体健康或造成一定社会影响的不良事件,有健康损害者需要医疗干预,通常需要住院治疗。

Ⅱ级 AEFI(重大事件):罕见的、严重危害受种者身体健康或造成严重社会影响的不良事件。如怀疑与预防接种有关的死亡或危及生命、严重残疾或可能造成严重残疾、群体性 AEFI、对社会有重大影响的 AEFI,疫苗质量事故以及可能造成不良后果或影响的接种事故。

Ⅰ级 AEFI(特大事件):需要国家级有关部门指导或参与处置的性质极其严重的不良事件。

3. 责任报告单位和报告人

各级医疗机构、接种单位、各级疾控中心、各级药品不良反应监测(ADR)机构和疫苗生产企业及其执行职务的人员为 AEFI 的责任报告单位和报告人。

4. 报告和处置流程

Ⅳ级事件:接种单位接到报告后,做好书面记录,并于 7 日内及时进行网络直报。

Ⅲ级事件:接种单位应在 6 小时内通过电话等最快方式报告所在地区疾控中心;区疾控中心初步核实后 6 小时内报告市疾控中心,并于接报后 24 小时内开展调查,7 日内完成调查报告,事件结案后应完成结案报告,相关信息应及时完成网络直报。

Ⅱ级事件：接种单位应在2小时内通过电话等最快方式上报所在地区疾控中心；区疾控中心立即报告市疾控中心；市疾控中心立即组织现场调查，调查结束后撰写调查报告，事件结案后应完成结案报告，相关信息应及时完成网络直报。

Ⅰ级事件：按照Ⅱ级事件的报告时限要求尽快报告，市疾控中心立即组织现场调查，同时报告市级和国家级上级部门。

此外，符合突发公共卫生事件定义和标准的AEFI，还应同时按照《突发公共卫生事件应急条例》的有关规定进行报告。怀疑疫苗质量问题时，应同时向辖区食品药品监督管理部门报告。

5. 资料收集

AEFI调查过程中应至少收集以下几方面资料：

（1）临床资料。

了解病人的预防接种史、既往健康状况（如有无基础疾病等）、家族史、过敏史，掌握病人的主要症状和体征及有关的实验室检查结果、已采取的治疗措施和效果等资料。必要时对病人进行访视和临床检查。对于死因不明需要进行尸体解剖检查的病例，应当按照有关规定进行尸检。

（2）预防接种资料。

疫苗供应渠道、供应单位的资质证明、疫苗批签发报告和购销记录;疫苗运输条件和过程、疫苗储存条件和冰箱温度记录;疫苗的种类、生产企业、批号、出厂日期、有效期、来源(包括分发、供应或销售单位)、领取日期等;预防接种服务组织形式、预防接种现场情况、预防接种时间和地点、接种单位和预防接种人员的资质;知情或告知相关资料;预防接种实施情况、接种部位、途径、剂次和剂量、打开的疫苗存放时间;安全注射情况、注射器材来源、注射操作情况;预防接种同批次疫苗其他人员的反应情况、当地相关疾病发病情况等。

(3)影音资料。

对具有明显体外临床表现的病例要采集照片或录像资料,以便存档和开展专家诊断。在开展病例调查过程中,应进行录音。

6. 专家诊断

对于发生原因不能明确的Ⅰ~Ⅲ级事件,应及时组织调查诊断专家组进行调查诊断,按照发生原因进行分类。其中Ⅲ级事件由区专家组负责调查诊断,Ⅰ级、Ⅱ级事件由市级专家组负责调查诊断。AEFI的调查诊断结论应当在调查并收集相关资料结束后 30 天内尽早作出。对于明确为异常反应的个案,调查诊断专家组应在患者治愈或病情稳定后参照原卫生部《医疗事故分级标准(试行)》对损害程度予以分级。

7. 调查处置的其他注意事项

（1）指导对症处理：无论 AEFI 发生为何种原因，调查人员应指导病例或其监护人根据现病史情况及时进行对症医疗处理，以避免延误病情。

（2）确诊为接种第一类疫苗发生异常反应者，按照《上海市预防接种异常反应补偿办法（试行）》的有关规定给予受种者一次性经济补偿。确诊为接种第二类疫苗发生异常反应者，疫苗生产企业可以参照本市补偿办法对受种者给予一次性经济补偿。

（3）当受种方、接种单位、疫苗生产企业对 AEFI 调查诊断结论有争议时，按照《预防接种异常反应鉴定办法》的有关规定处理。

（4）因疫苗质量事故或接种事故造成受种者健康损害的，依照《中华人民共和国药品管理法》及《医疗事故处理条例》有关规定处理。

（5）建立媒体沟通机制，引导媒体对 AEFI 作出客观报道，澄清事实真相。开展与受种者或其监护人的沟通，对 AEFI 发生原因、事件处置的相关政策等问题进行解释和说明。

8. 网络直报监测指标

以区为单位，每年达到以下监测指标（以网络直报信息为准）：

（1）AEFI 在发现后 48 小时内报告率≥90%；

（2）AEFI 在报告后 48 小时内调查率≥90%；

（3）调查表信息在调查后 3 日内网络直报报告率≥90%；

（4）Ⅰ至Ⅲ级事件调查后 7 日内调查报告上传率≥90%；

（5）网络直报中的调查表关键项目填写完整率达到 100%；

（6）AEFI 分类率≥90%。

三、本市预防接种管理基本 状况和管理模式

（一）组织机构

1. 疾病预防控制机构

市疾控中心设立免疫规划所。

区疾控中心设立独立的免疫规划科。

2. 接种单位

接种单位是由区卫生和计划生育委员会（以下简称卫生计生委）指定的，承担责任区内预防接种工作任务的各级各类医疗卫生机构。接种单位应当设立符合《上海市接种门诊管理要求》的预防接种门诊。

接种单位应当具备的条件：

（1）具有医疗机构执业许可证。

（2）具有经过区卫生计生委组织的预防接种

专业培训并考核合格的执业医师、执业助理医师、护士。

（3）具有符合疫苗储存、运输管理规范要求的冷藏设施、设备和冷藏保管制度。

接种单位接受所在地区疾控中心的技术指导，按照卫生计生委的有关规定和相关规范的要求，承担责任区内的预防接种工作。

3. 临床医疗机构

指由市、区卫生计生委指定的，承担疫苗可预防传染病监测或预防接种后不良反应病例治疗等职能的各级医疗机构。

临床医疗机构应当具备的条件：

（1）具有医疗机构执业许可证。

（2）具有执业医师资格的各类医务人员。

（二）人员

各级疾控中心根据其职责、任务，结合本地区的服务人口、服务范围和地理条件等因素，合理配置相应的专业技术人员。

在接种单位中从事预防接种工作的人员应当具备执业医师、执业助理医师、护士（师）资格，且经过区卫生计生委组织的预防接种专业培训并考核合格。

临床医疗机构根据工作任务，合理安排工作

人员。

（三）职责

1. 市疾控中心

协助市卫生计生委制定落实国家免疫规划的具体方案,制定冷链设备更新和运转费、预防接种异常反应补偿费、本市增加的免疫规划疫苗购置费和本级免疫规划工作经费等年度预算计划。

根据国家及本市免疫规划的要求,制定疫苗可预防疾病防治和预防接种相关技术方案、管理制度和年度工作计划,并在组织实施过程中提供技术指导,开展督导、考核和评价。

根据接种程序、疫苗使用指导原则,结合本市疫苗可预防传染病的流行情况,协助市卫生计生委制定本地区的预防接种技术方案,指导疫苗使用管理工作。

协助市卫生计生委制定冷链设备更新计划,指导本市的冷链监测和管理。

根据国家免疫规划和本市疾病预防控制的需要,拟定全市第一类疫苗需求计划,报市卫生计生委审核;负责组织在市级公共资源交易平台集中采购第二类疫苗,定期公布第二类疫苗接种信息。

组织开展预防接种服务和常规免疫监测,收集并汇总第一类疫苗和第二类疫苗接种信息,并进行督导、评价和反馈。

组织开展疫苗可预防传染病的疫情监测、流行病学调查分析、疫情处理和实验室监测。

负责免疫规划疫苗的免疫成功率、人群免疫水平监测。

承担或开展有关疫苗应用效果的观察与评价。

组织实施预防接种不良事件监测,开展对重大预防接种不良事件的调查处置。

负责本市免疫规划信息报告、业务管理及本级信息系统的维护,对收集的免疫规划信息进行分析、评价、报告和反馈。

组织开展预防接种健康教育活动,制作健康教育材料,为有关机构和基层开展的预防接种健康教育提供技术指导。

组织编写培训教材,对专业人员进行培训;开展学术活动和信息交流,引进和推广先进专业技术。

开展免疫规划相关的调查研究,总结经验,分析问题,并向市卫生计生委和中国疾控中心报告。

2. 区疾控中心

根据上级制定的免疫规划策略和技术规范,配合区卫生计生委制定免疫规划工作计划,提出免疫规划工作经费预算。

配合区卫生计生委开展对接种单位和预防接种人员的进行资质认定。

配合区卫生计生委提出冷链设备更新计划，指导辖区内的冷链管理和温度监测工作。

制定第一类疫苗使用计划，做好疫苗储存、运输和使用管理。向疫苗生产企业采购第二类疫苗后供应给本辖区的接种单位。

实施国家免疫规划和预防接种安全注射，开展常规免疫接种率监测，评价预防接种工作质量，执行上级卫生计生委制定的疫苗使用原则和实施方案，报告疫苗接种情况，对接种单位进行技术指导。

组织开展疫苗可预防传染病疫情监测、流行病学调查分析、疫情处理、实验室诊断，完成上级交办的免疫成功率和人群免疫水平监测任务。

组织开展预防接种不良事件监测，对组织对预防接种不良事件进行调查诊断。

负责辖区免疫规划信息报告、业务管理，对接种单位免疫规划信息报告实施质量控制，收集辖区内的免疫规划信息，并进行分析、评价、报告和反馈。

开展预防接种健康教育活动，对接种单位专业人员进行技术培训，对儿童入学（园）查验预防接种记录提供技术指导。

收集和上报与预防接种有关的基础资料。

定期向上级报告预防接种工作实施情况,并提出改进建议。

3. 接种单位

根据辖区内预防接种的需要,按照各项技术规范要求,具体实施预防接种工作。按照预防接种工作规范、免疫程序、疫苗使用指导原则和接种方案,提供预防接种服务,记录和保存接种信息。

制定上报第一类疫苗使用计划和第二类疫苗采购计划。做好疫苗和一次性注射器的储存、使用和管理。

按照规定在预防接种信息系统中为适龄儿童建立接种档案。

定期上报疫苗接种情况负责常规免疫接种率监测和第二类疫苗接种情况报告工作。

进行承担预防接种不良事件监测和报告处置,对预防接种后的一般反应Ⅳ级事件进行调查处理,协助开展Ⅲ级及以上事件的调查。

开展预防接种健康教育和有关咨询活动,发放健康教育资料。

负责预防接种信息系统的日常维护和数据备份,确保系统和数据安全;未实现信息系统管理的接种单位,负责向上级上报预防接种登记资料。

收集、汇报和上报与预防接种有关的基础资料。

对流动儿童定期开展摸底调查，发现漏证或漏种儿童及时进行补证和补种。

承担冷链设备使用管理和疫苗冷链温度监测工作。

社区卫生服务中心负责协助幼托机构、学校做好入托、入学儿童预防接种记录查验工作。

社区卫生服务中心负责开展疫苗可预防疾病监测，协助开展疫苗可预防疾病的调查和疫情控制。

4. 临床医疗机构

承担疫苗可预防传染病的报告工作，参与预防接种不良反应的诊断和救治。

根据辖区内预防接种宣传的需要，参与预防接种相关的宣传、培训、讲座。

在需要建立临时接种点时，协助接种单位在接种现场负责筛查预防接种禁忌证，协助接种单位对受种对象进行体检。

5. 卫生计生委监督所

负责预防接种工作的监督检查，对存在违法违规行为的单位或个人依法进行查处。

按照卫生计生委要求，对辖区预防接种工作开展督导检查。

课程十一 预防接种卫生监督

一、预防接种卫生监督检查
依据、内容与方法

(一) 法律依据

预防接种卫生监督的执法依据主要有：

《中华人民共和国传染病防治法》2004.12.1

《疫苗流通和预防接种管理条例》2005.6.1，2016 年修订

《预防接种工作规范》2005.9.20

《疫苗储存和运输管理规范》2006.3.8

《传染病防治卫生监督工作规范》(国卫监督发〔2014〕44 号)2014.7.14

(二) 监督检查内容与方法

1. 接种单位和人员的资质情况

① 检查内容

检查接种单位和人员的资质，县级卫生行政

主管部门批准开展预防接种工作、设置预防接种门诊承担责任区域内的预防接种工作情况。

② 检查方法

查阅接种单位医疗机构执业许可证是否在有效期内、县级卫生行政部门批准开展预防接种工作的证明文件。

现场查看预防接种工作人员持有的相关执业证书,包括医师或助理医师执业证书、护士执业证书;预防接种专业培训记录及考核合格证明(县级以上卫生计生部门发放的预防接种人员上岗证)。

2. 接种单位疫苗公示、接种告知(询问)的情况

① 检查内容

检查接种单位在接种场所第一类疫苗公示情况,接种前告知、询问及登记情况。

② 检查方法

现场检查接种单位在其接种场所的显著位置公示第一类疫苗的品种和接种方法的情况。

在接种场所显著位置公示相关资料,可包括:① 预防接种工作流程;② 第一类疫苗的品种、免疫程序、接种方法、作用、禁忌症、不良反应以及注意事项等;③ 第二类疫苗(包括第一类疫苗的同品种自费疫苗)的品种、免疫程序、接种方法、作用、禁忌症、不良反应以及注意事项、

接种服务价格等；④ 接种服务咨询电话；⑤ 宣传资料。

查阅接种单位医疗卫生人员在实施接种前，对受种者或者其监护人告知、询问记录；对儿童预防接种证查验情况；查阅实施预防接种的医疗卫生人员填写的接种记录。

询问受种者或监护人，了解接种人员接种前是否告知了所接种疫苗的种类、作用、禁忌症、不良反应和注意事项等内容，是否询问受种人的接种禁忌症，是否对因有接种禁忌而不能接种的受种者或监护人提出医学建议；查看告知和询问情况记录是否属实。

查看接种工作人员接种后是否及时在预防接种证、卡（簿）或计算机上记录所接种疫苗的年、月、日及批号。可现场询问抽查对儿童预防接种证查验填写是否真实、完整，免疫程序符合规定。

3. 疫苗的接收、购进、分发、供应、使用登记和报告情况

① 检查内容

检查疾病预防控制机构按照计划分发第一类疫苗、购进和供应第二类疫苗的情况；接种单位接收第一类疫苗、购进第二类疫苗，使用登记和报告情况。

② 检查方法

查阅疾病预防控制机构第一类疫苗分发、第二类疫苗购进和供应记录,核查记录的保存期限。

查阅疾病预防控制机构按照使用计划将第一类疫苗分发到下级疾病预防控制机构、接种单位、乡级医疗卫生机构的记录,核查记录的保存期限(超过疫苗有效期 2 年备查)。

查阅疾病预防控制机构第二类疫苗购进和供应记录,设区的市级以上疾病预防控制机构是否存在直接向接种单位供应第二类疫苗的违反《条例》规定的行为。

查阅乡级医疗卫生机构向承担预防接种工作的村医疗卫生机构分发第一类疫苗的记录。

查阅接种单位接收第一类疫苗或者购进第二类疫苗的记录,接种情况登记、报告记录,以及完成国家免疫规划后剩余第一类疫苗的报告记录。

查阅疾病预防控制机构、接种单位接收或者购进疫苗时,向疫苗生产企业、疫苗批发企业索取的相关证明文件(药品检验机构依法签发的生物制品每批检验合格或者审核批准证明复印件,并加盖企业印章;疫苗批发企业经营进口疫苗的,还应当提供进口药品通关单复印件,并加盖企业印章),核查文件的保存期限(保存至超过疫苗有效期 2 年备查)。

4. 预防接种异常反应或者疑似预防接种异常反应的处理和报告情况

① 检查内容

预防接种异常反应或者疑似预防接种异常反应的处理和报告记录。

② 检查方法

查阅预防接种异常反应登记和处理调查记录,发生预防接种异常反应或者疑似预防接种异常反应是否按规定及时处理和向主管部门报告。

在对接种单位监督检查时可查阅其预防接种异常反应、疑似预防接种异常反应登记,及向所在地县级疾病预防控制机构、县级卫生行政部门和药品监督管理部门报告记录;配合调查提供所需要的临床和疫苗接种等情况的资料记录。

监督检查疾病预防控制机构时查阅其预防接种异常反应登记记录。核实其对需要调查的预防接种异常反应或者疑似预防接种异常反应是否在接到报告后 48 小时内组织开展调查;怀疑与预防接种有关的死亡、严重残疾、群体性疑似预防接种异常反应、对社会有重大影响的疑似预防接种异常反应时,市级或省级疾病预防控制机构在接到报告后是否立即组织预防接种异常反应调查诊断专家组进行调查。查阅处理调查记录和向卫生行政主管部门和药品监督管理部门报告的记录。

5. 疾病预防控制机构开展预防接种相关宣传、培训、技术指导等工作情况

① 检查内容

疾病预防控制机构开展预防接种相关宣传、培训、技术指导等工作情况。

② 检查方法

查阅疾病预防控制机构开展预防接种健康教育、健康促进活动的记录，包括图片、视频和文字材料，制作的预防接种健康教育材料；查阅编写的培训教材，对专业人员进行培训的资料；对有关部门和基层开展的预防接种健康促进、健康教育活动提供技术指导的工作记录和资料。的检查方法进行监督。

6. 其他

在对预防接种单位的监督检查时还可结合《传染病防治卫生监督工作规范》中规定卫生监督内容，对接种场所消毒设施、设备及消毒记录情况，接种工作人员手卫生及执行无菌操作情况，现场使用的消毒产品符合要求情况，安全注射情况以及医疗废物处置符合《医疗废物管理条例》规定情况等方面的内容进行监督检查。

二、预防接种违法案由及处理

(一) 疾病预防控制机构未按照使用计划将第一类疫苗分发到下级疾病预防控制机构、接种单位、乡级医疗卫生机构

1. 适用依据

违反条款:《疫苗流通和预防接种管理条例》第十四条。

处罚条款:《疫苗流通和预防接种管理条例》第五十八条第一款第(一)项。

2. 处罚内容

疾病预防控制机构未按照使用计划将第一类疫苗分发到下级疾病预防控制机构、接种单位、乡级医疗卫生机构的,由县级以上人民政府卫生主管部门责令改正,通报批评,给予警告;有违法所得的,没收违法所得;拒不改正的,对主要负责人、直接负责的主管人员和其他直接责任人员依法给予警告至降级的处分。

3. 裁量基准

情　　　节	裁　量　幅　度
无违法所得	警告
有违法所得	警告,没收违法所得

(二)疾病预防控制机构未依照规定建立并保存疫苗购进、储存、分发、供应记录

1.适用依据

违反条款:《疫苗流通和预防接种管理条例》第十八条第二款。

处罚条款:《疫苗流通和预防接种管理条例》第五十八条第一款第(二)项。

2.处罚内容

疾病预防控制机构未依照规定建立并保存疫苗购进、储存、分发、供应记录的,由县级以上人民政府卫生主管部门责令改正,通报批评,给予警告;有违法所得的,没收违法所得;拒不改正的,对主要负责人、直接负责的主管人员和其他直接责任人员依法给予警告至降级的处分。

3.裁量基准

情　　　节	裁　量　幅　度
无违法所得	警告
有违法所得	警告,没收违法所得

(三)疾病预防控制机构接收或者购进疫苗时未依照规定索要温度监测记录,接收、购进不符合要求的疫苗,或者未依照规定报告

1.适用依据

违反条款:《疫苗流通和预防接种管理条例》

第十八条第二款。

处罚条款:《疫苗流通和预防接种管理条例》第五十八条第一款第(三)项。

2. 处罚内容

疾病预防控制机构接收或者购进疫苗时未依照规定索要温度监测记录,接收、购进不符合要求的疫苗,或者未依照规定报告的,由县级以上人民政府卫生主管部门责令改正,通报批评,给予警告;有违法所得的,没收违法所得;拒不改正的,对主要负责人、直接负责的主管人员和其他直接责任人员依法给予警告至降级的处分。

3. 裁量基准

情　　节	裁　量　幅　度
无违法所得	警告
有违法所得	警告,没收违法所得

(四) 乡级医疗卫生机构未依照规定将第一类疫苗分发到承担预防接种工作的村医疗卫生机构

1. 适用依据

违反条款:《疫苗流通和预防接种管理条例》第十四条第一款。

处罚条款:《疫苗流通和预防接种管理条例》

第五十八条第二款。

2. 处罚内容

乡级医疗卫生机构未依照本条例规定将第一类疫苗分发到承担预防接种工作的村医疗卫生机构的,依照前款的规定给予处罚。

3. 裁量基准

情　　节	裁　量　幅　度
无违法所得	警告
有违法所得	警告,没收违法所得

(五) 接种单位接收或者购进疫苗时未依照规定索要温度监测记录,接收、购进不符合要求的疫苗,或者未依照规定报告

1. 适用依据

违反条款:《疫苗流通和预防接种管理条例》第二十三条第一款。

处罚条款:《疫苗流通和预防接种管理条例》第五十九条第(一)项。

2. 处罚内容

接种单位接收或者购进疫苗时未依照规定索要温度监测记录,接收、购进不符合要求的疫苗,或者未依照规定报告的,由所在地的县级人民政府卫生主管部门责令改正,给予警告;拒不改正

的,对主要负责人、直接负责的主管人员依法给予警告至降级的处分,对负有责任的医疗卫生人员责令暂停三个月以上六个月以下的执业活动。

3. 裁量基准

情　形	情　　　节	裁量幅度
一般情形	首次发现	警告
拒不改正情形	仅有以下 1 种情形:1. 接收或者购进疫苗时未依照规定索要温度监测记录;2. 接收、购进不符合要求的疫苗;3. 未依照规定报告	对接种单位给予警告,对负有责任的医疗卫生人员责令暂停 3 个月执业活动
	有以下 2 种情形:1. 接收或者购进疫苗时未依照规定索要温度监测记录;2. 接收、购进不符合要求的疫苗;3. 未依照规定报告	对接种单位给予警告,对负有责任的医疗卫生人员责令暂停 4 个月执业活动
	有以下 3 种情形:1. 接收或者购进疫苗时未依照规定索要温度监测记录;2. 接收、购进不符合要求的疫苗;3. 未依照规定报告	对接种单位给予警告,对负有责任的医疗卫生人员责令暂停 5 个月执业活动
	造成不良后果的	对接种单位给予警告,对负有责任的医疗卫生人员责令暂停 6 个月执业活动

(六) 接种单位未依照规定建立并保存真实、完整的疫苗接收或者购进记录

1. 适用依据

违反条款：《疫苗流通和预防接种管理条例》第二十三条第一款。

处罚条款：《疫苗流通和预防接种管理条例》第五十九条第(二)项。

2. 处罚内容

接种单位未依照规定建立并保存真实、完整的疫苗接收或者购进记录的，由所在地的县级人民政府卫生主管部门责令改正，给予警告；拒不改正的，对主要负责人、直接负责的主管人员依法给予警告至降级的处分，对负有责任的医疗卫生人员责令暂停三个月以上六个月以下的执业活动。

3. 裁量基准

情 形	情　　节	裁量幅度
一般情形	首次发现	警告
拒不改正情形	建立并保存的疫苗接收或者购进记录不完整	对接种单位给予警告，对负有责任的医疗卫生人员责令暂停3个月执业活动
	建立并保存的疫苗接收或者购进记录不真实	对接种单位给予警告，对负有责任的医疗卫生人员责令暂停4个月执业活动

情　形	情　　节	裁量幅度
拒不改正情形	建立并保存的疫苗接收或者购进记录既不完整又不真实;或者未建立并保存疫苗接收或者购进记录	对接种单位给予警告,对负有责任的医疗卫生人员责令暂停5个月执业活动
	造成不良后果的	对接种单位给予警告,对负有责任的医疗卫生人员责令暂停6个月执业活动

（七）接种单位未在其接种场所的显著位置公示第一类疫苗的品种和接种方法

1. 适用依据

违反条款:《疫苗流通和预防接种管理条例》第二十四条。

处罚条款:《疫苗流通和预防接种管理条例》第五十九条第(三)项。

2. 处罚内容

接种单位未在其接种场所的显著位置公示第一类疫苗的品种和接种方法的,由所在地的县级人民政府卫生主管部门责令改正,给予警告;拒不改正的,对主要负责人、直接负责的主管人员依法给予警告至降级的处分,对负有责任的医疗卫生人员责令暂停三个月以上六个月以下的执业活动。

3. 裁量基准

情 形	情 节	裁量幅度
一般情形	首次发现	警告
拒不改正情形	在接种场所的显著位置公示第一类疫苗的内容不全	对接种单位给予警告,对负有责任的医疗卫生人员责令暂停3个月及以上4个月以下执业活动
	公示的场所位置不显著;或者未公示第一类疫苗的品种和接种方法	对接种单位给予警告,对负有责任的医疗卫生人员责令暂停4个月及以上5个月以下执业活动
	造成不良后果的	对接种单位给予警告,对负有责任的医疗卫生人员责令暂停5个月及以上6个月以下执业活动

(八) 医疗卫生人员在接种前,未依照规定告知、询问受种者或者其监护人有关情况

1. 适用依据

违反条款:《疫苗流通和预防接种管理条例》第二十五条第一款。

处罚条款:《疫苗流通和预防接种管理条例》

第五十九条第(四)项。

2. 处罚内容

接种单位医疗卫生人员在接种前,未依照本条例规定告知、询问受种者或者其监护人有关情况的,由所在地的县级人民政府卫生主管部门责令改正,给予警告;拒不改正的,对主要负责人、直接负责的主管人员依法给予警告至降级的处分,对负有责任的医疗卫生人员责令暂停三个月以上六个月以下的执业活动。

3. 裁量基准

情 形	情 节	裁量幅度
一般情形	首次发现	警告
拒不改正情形	告知或询问内容不全	对接种单位给予警告,对负有责任的医疗卫生人员责令暂停3个月执业活动
	未告知或者未询问	对接种单位给予警告,对负有责任的医疗卫生人员责令暂停4个月执业活动
	未告知并且未询问	对接种单位给予警告,对负有责任的医疗卫生人员责令暂停5个月执业活动

情 形	情 节	裁量幅度
拒不改正情形	造成不良后果的	对接种单位给予警告,对负有责任的医疗卫生人员责令暂停6个月执业活动

（九）实施预防接种的医疗卫生人员未依照规定填写并保存接种记录

1. 适用依据

违反条款:《疫苗流通和预防接种管理条例》第二十五条第二款。

处罚条款:《疫苗流通和预防接种管理条例》第五十九条第(五)项。

2. 处罚内容

接种单位实施预防接种的医疗卫生人员未依照规定填写并保存接种记录的,由所在地的县级人民政府卫生主管部门责令改正,给予警告;拒不改正的,对主要负责人、直接负责的主管人员依法给予警告至降级的处分,对负有责任的医疗卫生人员责令暂停三个月以上六个月以下的执业活动。

3. 裁量基准

情形	情　　节	裁量幅度
一般情形	首次发现	警告
拒不改正情形	填写的接种记录内容不全；或者接种记录保存时间少于5年	对接种单位给予警告,对负有责任的医疗卫生人员责令暂停3个月执业活动
	填写的接种记录内容不全并且接种记录保存时间少于5年	对接种单位给予警告,对负有责任的医疗卫生人员责令暂停4个月执业活动
	未填写并保存接种记录	对接种单位给予警告,对负有责任的医疗卫生人员责令暂停5个月执业活动
	造成不良后果的	对接种单位给予警告,对负有责任的医疗卫生人员责令暂停6个月执业活动

(十) 接种单位未依照规定对接种疫苗的情况进行登记并报告的

1. 适用依据

违反条款:《疫苗流通和预防接种管理条例》第二十九条。

处罚条款:《疫苗流通和预防接种管理条例》

第五十九条第(六)项。

2. 处罚内容

接种单位未依照规定对接种疫苗的情况进行登记并报告的,由所在地的县级人民政府卫生主管部门责令改正,给予警告;拒不改正的,对主要负责人、直接负责的主管人员依法给予警告至降级的处分,对负有责任的医疗卫生人员责令暂停三个月以上六个月以下的执业活动。

3. 裁量基准

情 形	情 节	裁量幅度
一般情形	首次发现	警告
拒不改正情形	对接种疫苗的情况登记或报告的内容不全	对接种单位警告,对负有责任的医疗卫生人员责令暂停3个月执业活动
	未依照规定对接种疫苗的情况进行报告	对接种单位警告,对负有责任的医疗卫生人员责令暂停4个月执业活动
	未依照规定对接种疫苗的情况进行登记	对接种单位警告,对负有责任的医疗卫生人员责令暂停5个月执业活动
	造成不良后果的	对接种单位警告,对负有责任的医疗卫生人员责令暂停6个月执业活动

（十一）疾病预防控制机构、接种单位违反规定，未通过省级公共资源交易平台采购疫苗

1. 适用依据

违反条款：《疫苗流通和预防接种管理条例》第十条。

处罚条款：《疫苗流通和预防接种管理条例》第六十条第（一）项。

2. 处罚内容

疾病预防控制机构、接种单位违反本条例规定，未通过省级公共资源交易平台采购疫苗的，由县级以上地方人民政府卫生主管部门责令改正，给予警告；有违法所得的，没收违法所得；拒不改正的，对主要负责人、直接负责的主管人员和其他直接责任人员依法给予警告至撤职的处分；造成受种者人身损害或者其他严重后果的，对主要负责人、直接负责的主管人员依法给予开除的处分，并由原发证部门吊销负有责任的医疗卫生人员的执业证书；构成犯罪的，依法追究刑事责任。

3. 裁量基准

情　形	情　　　节	裁量幅度
一般情形	无违法所得	警告
	有违法所得	警告，没收违法所得

情　形	情　　节	裁量幅度
情节严重	造成受种者人身损害或者其他严重后果的	对机构警告,有违法所得的,没收违法所得,吊销负有责任的医疗卫生人员的执业证书

（十二）疾病预防控制机构、接种单位违反规定,从疫苗生产企业、县级疾病预防控制机构以外的单位或者个人购进第二类疫苗

1.适用依据

违反条款:《疫苗流通和预防接种管理条例》第十五条第一款。

处罚条款:《疫苗流通和预防接种管理条例》第六十条第(二)项。

2.处罚内容

疾病预防控制机构、接种单位违反本条例规定,从疫苗生产企业、县级疾病预防控制机构以外的单位或者个人购进第二类疫苗的,由县级以上地方人民政府卫生主管部门责令改正,给予警告;有违法所得的,没收违法所得;拒不改正的,对主要负责人、直接负责的主管人员和其他直接责任人员依法给予警告至撤职的处分;造成受种者人身损害或者其他严重后果的,对主要负

责人、直接负责的主管人员依法给予开除的处分,并由原发证部门吊销负有责任的医疗卫生人员的执业证书;构成犯罪的,依法追究刑事责任。

3. 裁量基准

情 形	情 节	裁量幅度
一般情形	无违法所得	警告
	有违法所得	警告,没收违法所得
情节严重	造成受种者人身损害或者其他严重后果的	对机构警告,有违法所得的,没收违法所得,吊销负有责任的医疗卫生人员的执业证书

(十三) 疾病预防控制机构、接种单位接种疫苗未遵守预防接种工作规范、免疫程序、疫苗使用指导原则、接种方案

1. 适用依据

违反条款:《疫苗流通和预防接种管理条例》第二十四条。

处罚条款:《疫苗流通和预防接种管理条例》第六十条第(三)项。

2. 处罚内容

疾病预防控制机构、接种单位接种疫苗未遵守预防接种工作规范、免疫程序、疫苗使用指导原

则、接种方案的,由县级以上地方人民政府卫生主
管部门责令改正,给予警告;有违法所得的,没收
违法所得;拒不改正的,对主要负责人、直接负责
的主管人员和其他直接责任人员依法给予警告至
撤职的处分;造成受种者人身损害或者其他严重
后果的,对主要负责人、直接负责的主管人员依法
给予开除的处分,并由原发证部门吊销负有责任
的医疗卫生人员的执业证书;构成犯罪的,依法追
究刑事责任。

3. 裁量基准

情形	情　节	裁量幅度
一般情形	无违法所得	警告
	有违法所得	警告,没收违法所得
情节严重	造成受种者人身损害或者其他严重后果的	对机构警告,有违法所得的,没收违法所得,吊销负有责任的医疗卫生人员的执业证书

(十四) 疾病预防控制机构、接种单位发现预防接种异常反应或者疑似预防接种异常反应,未依照规定及时处理或者报告

1. 适用依据

违反条款:《疫苗流通和预防接种管理条例》

第四十二条。

处罚条款:《疫苗流通和预防接种管理条例》第六十条第(四)项。

2. 处罚内容

疾病预防控制机构、接种单位发现预防接种异常反应或者疑似预防接种异常反应,未依照规定及时处理或者报告的,由县级以上地方人民政府卫生主管部门责令改正,给予警告;有违法所得的,没收违法所得;拒不改正的,对主要负责人、直接负责的主管人员和其他直接责任人员依法给予警告至撤职的处分;造成受种者人身损害或者其他严重后果的,对主要负责人、直接负责的主管人员依法给予开除的处分,并由原发证部门吊销负有责任的医疗卫生人员的执业证书;构成犯罪的,依法追究刑事责任。

3. 裁量基准

情 形	情 节	裁量幅度
一般情形	无违法所得	警告
	有违法所得	警告,没收违法所得
情节严重	造成受种者人身损害或者其他严重后果的	对机构警告,有违法所得的,没收违法所得,吊销负有责任的医疗卫生人员的执业证书

（十五）疾病预防控制机构、接种单位擅自进行群体性预防接种

1. 适用依据

违反条款：《疫苗流通和预防接种管理条例》第三十一条第二款。

处罚条款：《疫苗流通和预防接种管理条例》第六十条第（五）项。

2. 处罚内容

疾病预防控制机构、接种单位擅自进行群体性预防接种的，由县级以上地方人民政府卫生主管部门责令改正，给予警告；有违法所得的，没收违法所得；拒不改正的，对主要负责人、直接负责的主管人员和其他直接责任人员依法给予警告至撤职的处分；造成受种者人身损害或者其他严重后果的，对主要负责人、直接负责的主管人员依法给予开除的处分，并由原发证部门吊销负有责任的医疗卫生人员的执业证书；构成犯罪的，依法追究刑事责任。

3. 裁量基准

情　形	情　　节	裁量幅度
一般情形	无违法所得	警告
	有违法所得	警告，没收违法所得

情 形	情 节	裁量幅度
情节严重	造成受种者人身损害或者其他严重后果的	对机构警告,有违法所得的,没收违法所得,吊销负有责任的医疗卫生人员的执业证书

（十六）疾病预防控制机构、接种单位未依照规定对包装无法识别、超过有效期、脱离冷链、经检验不符合标准、来源不明的疫苗进行登记、报告,或者未依照规定记录销毁情况

1. 适用依据

违反条款:《疫苗流通和预防接种管理条例》第五十五条。

处罚条款:《疫苗流通和预防接种管理条例》第六十条第(六)项。

2. 处罚内容

疾病预防控制机构、接种单位未依照规定对包装无法识别、超过有效期、脱离冷链、经检验不符合标准、来源不明的疫苗进行登记、报告,或者未依照规定记录销毁情况的,由县级以上地方人民政府卫生主管部门责令改正,给予警告;有违法所得的,没收违法所得;拒不改正的,对主要负责

人、直接负责的主管人员和其他直接责任人员依法给予警告至撤职的处分;造成受种者人身损害或者其他严重后果的,对主要负责人、直接负责的主管人员依法给予开除的处分,并由原发证部门吊销负有责任的医疗卫生人员的执业证书;构成犯罪的,依法追究刑事责任。

3. 裁量基准

情　形	情　　节	裁量幅度
一般情形	无违法所得	警告
	有违法所得	警告,没收违法所得
情节严重	造成受种者人身损害或者其他严重后果的	对机构警告,有违法所得的,没收违法所得,吊销负有责任的医疗卫生人员的执业证书

(十七) 未在规定的冷藏条件下储存、运输疫苗

1. 适用依据

违反条款:《疫苗流通和预防接种管理条例》第十六条第一款。

处罚条款:《疫苗流通和预防接种管理条例》第六十六条。

2. 处罚内容

疾病预防控制机构、接种单位、疫苗生产企

业、接受委托配送疫苗的企业未在规定的冷藏条件下储存、运输疫苗的,由药品监督管理部门责令改正,给予警告,对所储存、运输的疫苗予以销毁;由卫生主管部门对疾病预防控制机构、接种单位的主要负责人、直接负责的主管人员和其他直接责任人员依法给予警告至撤职的处分,造成严重后果的,依法给予开除的处分,并吊销接种单位的接种资格。

3. 裁量基准

情 形	情　　　节	裁量幅度
情节严重	造成严重后果	吊销接种单位的接种资格

(十八)违规发布接种第二类疫苗的建议信息

1. 适用依据

违反条款:《疫苗流通和预防接种管理条例》第三十三条第一款。

处罚条款:《疫苗流通和预防接种管理条例》第六十七条。

2. 处罚内容

违反本条例规定发布接种第二类疫苗的建议信息的,由所在地或者行为发生地的县级人民政府卫生主管部门责令通过大众媒体消除影响,给

予警告;有违法所得的,没收违法所得,并处违法
所得 1 倍以上 3 倍以下的罚款;构成犯罪的,依法
追究刑事责任。

3. 裁量基准

情 形	情 节	裁量幅度
一般情形	无违法所得	警告
情节严重	违规发布接种 1 种第二类疫苗的建议信息,有违法所得	警告,没收违法所得,并处违法所得 1 倍的罚款
	违规发布接种 2 种第二类疫苗的建议信息,有违法所得	警告,没收违法所得,并处违法所得 2 倍的罚款
	违规发布接种 3 种及以上第二类疫苗的建议信息,有违法所得;或者曾因违规发布接种第二类疫苗的建议信息被处罚;或者造成不良后果的	警告,有违法所得的,没收违法所得,并处违法所得 3 倍的罚款

(十九) 未经卫生主管部门依法指定擅自从事接种工作

1. 适用依据

违反条款:《疫苗流通和预防接种管理条例》
第八条第一款。

处罚条款:《疫苗流通和预防接种管理条例》

第六十八条。

2.处罚内容

未经卫生主管部门依法指定擅自从事接种工作的,由所在地或者行为发生地的县级人民政府卫生主管部门责令改正,给予警告;有违法持有的疫苗的,没收违法持有的疫苗;有违法所得的,没收违法所得;拒不改正的,对主要负责人、直接负责的主管人员和其他直接责任人员依法给予警告、降级的处分。

3.裁量基准

警告,有违法持有的疫苗的,没收违法持有的疫苗,有违法所得的,没收违法所得。

(二十) 卫生主管部门、疾病预防控制机构、接种单位以外的单位或者个人违反规定进行群体性预防接种

1.适用依据

违反条款:《疫苗流通和预防接种管理条例》第三十一条第二款。

处罚条款:《疫苗流通和预防接种管理条例》第七十一条。

2.处罚内容

卫生主管部门、疾病预防控制机构、接种单位以外的单位或者个人违反本条例规定进行群体性

预防接种的,由县级以上人民政府卫生主管部门责令立即改正,没收违法持有的疫苗,并处违法持有的疫苗货值金额 2 倍以上 5 倍以下的罚款;有违法所得的,没收违法所得。

3. 裁量基准

情　形	情　　节	裁量幅度
一般情形	违反本条例规定进行群体性预防接种且违法持有一种疫苗	没收违法持有的疫苗,并处违法持有的疫苗货值金额 2 倍的罚款,有违法所得的,没收违法所得
	违反本条例规定进行群体性预防接种且违法持有两种疫苗	没收违法持有的疫苗,并处违法持有的疫苗货值金额 3 倍的罚款,有违法所得的,没收违法所得
情节严重	违反本条例规定进行群体性预防接种且违法持有三种及以上疫苗	没收违法持有的疫苗,并处违法持有的疫苗货值金额 4 倍的罚款,有违法所得的,没收违法所得
	造成不良后果的	没收违法持有的疫苗,并处违法持有的疫苗货值金额 5 倍的罚款,有违法所得的,没收违法所得

模块七
病原微生物实验室
卫生监督

课程十二 病原微生物实验室基本知识

一、病原微生物实验室生物安全

(一)实验室生物安全管理法律沿革

随着全球环境的变化和人群流动,新生和再传染性疾病对人类健康和社会经济发展带来了严峻的挑战。为了进行新生传染性疾病的预防和控制研究,开展新生传染疾病病原的检测、诊断、传播途径和发病机理、抗病毒药物和疫苗研制、新的治疗技术研究,必须建立高等级的生物安全实验室以保护研究人员免遭病原感染和防止病原泄漏。在过去的二十年中,中国建立了一批高等级的生物安全实验室,而实验室生物安全管理法律则相对滞后。建立我国的生物安全管理体系是一项十分紧迫的任务,体系的建立首先取决于相关法律法规和技术规范的制订、发展和完善。

我国实验室生物安全法制化、规范化建设经历了一系列重大公共卫生突发事件。2003年严重急性呼吸道综合征(SARS)疫情被控制后,新加坡、台湾相继发生实验室感染事件、特别是中国疾病预防控制中心病毒病预防控制所的SARS实验室感染事故的发生,引起了国家政府部门的高度重视,将病原微生物实验室生物安全提上了议事日程。2004年国务院组织有关专家起草制定了实验室生物安全管理法规文件,于2004年11月5日国务院第69次常务会议通过,11月12日国务院第424号令公布实施了《病原微生物实验室生物安全管理条例》(以下简称《条例》),并自公布之日起施行,2016年2月6日《国务院关于修改部分行政法规的决定》对《条例》进行了修订。《条例》的实施标志着我国病原微生物实验室的管理工作步入法制化管理轨道,为依法加强病原微生物安全管理工作、进一步推进规范实验室活动提供了强有力的法律保障。

(二)病原微生物实验室生物安全基础知识

1.病原微生物定义及分类

病原微生物,是指能够使人或动物致病的微生物。

病原微生物菌(毒)种是指可培养的,人间传染的真菌、放线菌、细菌、立克次体、螺旋体、支原体、衣原体、病毒等具有保存价值的微生物。

病原微生物样本是指医疗卫生、科研和教学等专业机构在从事疾病预防、传染病监测、临床检验、科学研究及生产生物制品等活动所采集的含有病原微生物的人和动物血液、体液、组织、排泄物、培养物等物质，以及食物和环境样本等。

病原微生物分为四类：

第一类病原微生物，是指能够引起人类或者动物非常严重疾病的微生物，以及我国尚未发现或者已经宣布消灭的微生物。

第二类病原微生物，是指能够引起人类或者动物严重疾病，比较容易直接或者间接在人与人、动物与人、动物与动物间传播的微生物。

第三类病原微生物，是指能够引起人类或者动物疾病，但一般情况下对人、动物或者环境不构成严重危害，传播风险有限，实验室感染后很少引起严重疾病，并且具备有效治疗和预防措施的微生物。

第四类病原微生物，是指在通常情况下不会引起人类或者动物疾病的微生物。

第一类、第二类病原微生物统称为高致病性病原微生物。具体高致病性病原微生物规定详见《人间传染的病原微生物名录》，其中包括鼠疫杆菌、炭疽、霍乱、高致病性禽流感病毒、汉坦病毒、天花、HIV、SARS - CoV、结核等等。

为便于管理 2006 年 1 月 11 日原卫生部颁布了《人间传染的病原微生物名录》,对各种微生物所述的类别进行了明确。《人间传染的病原微生物名录》由国务院卫生主管部门商国务院有关部门后制定、调整并予以公布。

2. 病原微生物实验室及实验室活动定义

病原微生物实验室,是指疾病预防控制机构、医疗卫生机构、教学科研机构、保藏机构及其他单位设立的与人体健康有关的病原微生物实验室。

实验活动是指实验室,从事与病原微生物菌(毒)种、样本有关的研究、教学、检测、诊断等活动。

3. 实验室分级

国家根据实验室对病原微生物的生物安全防护水平,并依照实验室生物安全国家标准的规定,根据所处理的微生物及其毒素的危害程度将实验室分为四级管理。一级生物安全防护最低,四级最高。

(1) 一级生物安全防护实验室。

实验室结构和设施、安全操作规程、安全设备适用于对健康成年人已知无致病作用的微生物,如用于教学的普通微生物实验室等。

（2）二级生物安全防护实验室。

实验室结构和设施、安全操作规程、安全设备适用于对人或环境具有中等潜在危险的微生物实。

临床实验室至少应为二级生物安全防护实验室，因为《人间传染的病原微生物名录》的说明中要求"在保证安全的前提下，对临床和现场的未知样本检测操作可在生物安全二级或以上防护级别的实验室进行"，明确了临床实验室的生物安全级别不能低于二级。

（3）三级生物安全防护实验室。

实验室结构和设施、安全操作规程、安全设备适用于主要通过呼吸途径使人传染上严重的甚至是致死疾病的致病微生物及其毒素，通常已有预防传染的疫苗。

艾滋病病毒的研究（血清学试验除外）应在三级生物安全防护实验室中进行。

（4）四级生物安全防护实验室。

实验室结构和设施、安全操作规程、安全设备适用于对人体具有高度的危险性，通过气溶胶途径传播或传播途径不明，目前尚无有效的疫苗或治疗方法的致病微生物及其毒素。与上述情况类似的不明微生物，也必须在四级生物安全防护实验室中进行。待有充分数据后再决定此种微生物或毒素应在四级还是在较低级别的实验室中处理。

4. 实验室生物安全防护定义：一级屏障、二级屏障

实验室生物安全防护指实验室工作人员在处理病原微生物、含有病原微生物的实验材料或寄生虫时，为确保实验对象不对人和动物造成生物伤害，确保周围环境不受其污染，在实验室和动物实验室的设计与建造、使用个体防护装置、严格遵守标准化的工作及操作程序和规程等方面所采取的综合防护措施。

一级屏障指操作对象和操作者之间的隔离，主要通过生物安全柜，正压防护服等安全措施防护。

二级屏障是安全实验室和外界环境的隔离，通过相关建筑技术（气容设施、通风措施、污染物处理措施）达到实验室与外界环境相隔离的目的。

5. 生物安全柜定义及分类

生物安全柜是防止操作过程中含有危险性生物气溶胶散侠的负压空气净化排风柜。生物安全柜是最重要的安全设备，形成最主要的防护屏障。实验室应按要求分别配备I、II、III级生物安全柜。所有可能使致病微生物及其毒素溅出或产生气溶胶的操作，除实际上不可实施外，都必须在生物安全柜内进行。不得用超净工作台代替生物安全柜。

Ⅰ级生物安全柜是用于对人员及环境进行保护，对受试样本无保护且能满足操作生物危害等级为Ⅰ、Ⅱ、Ⅲ级致病因子要求的生物安全柜。至少装置一个高效空气过滤器对排气进行净化，工作时柜正面玻璃推拉窗打开一半，上部为观察窗，下部为操作窗口，外部空气由操作窗口吸进而不能由操作窗口逸出，Ⅰ级生物安全柜工作窗口向内吸入的负压气流用以保护操作人员的安全，但不保证实验对象不受污染。排出的气流经高效过滤器过滤是为了保护环境不受污染。

Ⅱ级生物安全柜是用于对人员、受试样本及环境进行保护且能满足操作生物危害等级为Ⅰ、Ⅱ、Ⅲ级致病因子要求的生物安全柜。至少装置一个高效空气过滤器对排气进行净化，工作空间为经高效过滤器净化的无涡流的单向流空气。工作时正面玻璃推拉窗打开一半，上部为观察窗，下部操作窗口。外部空气由操作窗口吸进，而不可能由操作窗口逸出。工作状态下遵守操作规程时既保证工作人员不受侵害，也保证实验对象不受污染。可分为 A1、A2、B1、B2 型生物安全柜。

Ⅲ级生物安全柜是完全密闭不漏气结构的，能满足操作生物危害等级为Ⅰ、Ⅱ、Ⅲ、Ⅳ级致病因子要求的生物安全柜，人员通过与生物安全柜连接的密闭手套实施操作。至少装置一个高效空气过滤器对排气进行净化,工作空间为经高效过滤器净化的无涡流的单向流空气,正面上部为观察窗,下部为手套箱式操作口。箱内对外界保持负压可确保人体与柜内物品完全隔绝,生物安全柜内对实验室的负压应不小于 120 Pa。

附表　生物安全柜分类

级别	类型	排风	循环空气比例%	柜内气流	进风口平均风速 m/s	保护对象
Ⅰ级	—	可向室内排风	0	乱流	≥0.40	使用者和环境
Ⅱ级	A1	可向室内排风	70	单向流	≥0.40	使用者、受试样本和环境
	A2	可向室内排风	70	单向流	≥0.50	
	B1	不可向室内排风	30	单向流	≥0.50	
	B2	不可向室内排风	0	单向流	≥0.50	
Ⅲ级	—	不可向室内排风	0	单向流或乱流	无工作窗进入口,当一只手套取下时,手套口风速≥0.70	主要是使用者和环境,有时兼顾受试样本

6. 超净工作台与生物安全柜区别

超净工作台是一种提供局部无尘无菌工作环境的单向流型空气净化设备。其原理为在特定的空间内,室内空气经预过滤器初滤,由小型离心风机压入静压箱,再经空气高效过滤器二级过滤,从空气高效过滤器出风面吹出的洁净气流具有一定的和均匀的断面风速,可以排除工作区原来的空气,将尘埃颗粒和生物颗粒带走,以形成无菌的高洁净的工作环境。

超净工作台只能保护在工作台内操作的试剂等不受污染,并不保护工作人员,而生物安全柜是负压系统,能有效保护工作人员。

(三) 病原微生物实验室生物安全防护的基本原则

(1) 实验室生物安全防护的内容包括安全设备、个体防护装置和措施,实验室的特殊设计和建设要求,严格的管理制度和标准化的操作程序及规程。

(2) 应将每一特定实验室从立项、建设到使用维护的全过程中有关生物安全防护综合措施的内容编入实验室的生物安全手册中。必须设有专职的生物安全负责人。

(3) 生物安全防护实验室根据不同的微生物和防护要求分为四个生物安全防护级别。

二、本市实验室生物安全管理基本状况和管理模式

2004 年《条例》出台后,本市对病原微生物实验室的监管进入法制化管理轨道,以实验室生物安全备案工作为起点,先后通过《上海市一、二级病原微生物实验室备案管理办法》《上海市病原微生物实验室生物安全管理实施细则》《上海市可感染人类的病原微生物菌(毒)种或样本运输管理办法》《上海市一、二级病原微生物实验室生物安全管理规范》等一系列规范性文件的制定,本市形成了以《病原微生物实验室生物安全管理条例》为主,配套细化的国家标准、卫生部行业标准以及符合上海实际情况的一系列规范性文件的监管依据,使实验室监管真正落到实处。

实验室生物安全的监督执法对象包括各级各类医疗卫生机构、科研单位、企业等的病原微生物实验室,截至 2016 年 12 月 31 日,全市共备案了病原微生物实验室 2 045 家,其中 BSL - 1 实验室 1 120 家、BSL - 2 实验室 925 家,涉及医疗机构、企业、科研单位等各个领域。

课程十三　病原微生物实验室 生物安全卫生监督

一、病原微生物实验室生物安全卫生监督检查依据、内容与方法

1. 监督执法依据

《中华人民共和国传染病防治法》

《病原微生物实验室生物安全管理条例》

《突发公共卫生事件应急条例》

《医疗机构临床实验室管理办法》

《人间传染的病原微生物名录》

《可感染人类的高致病性病原微生物菌（毒）种或样本运输管理规定》

《病原微生物实验室生物安全环境管理办法》

《人间传染的高致病性病原微生物实验室和实验活动生物安全审批管理办法》

《高致病性病原微生物实验室资格审批工作程序》

《人间传染的病原微生物菌（毒）种保藏机构管理办法》

《人间传染的病原微生物菌（毒）种保藏机构设置技术规范》WS 315 - 2010

《微生物和生物医学实验室生物安全通用准则》WS 233 - 2002

《实验室生物安全通用要求》GB 19489 -2008

《生物安全实验室建筑技术规范》GB 50346 - 2011

2. 监督检查内容

（1）一、二级病原微生物实验室的备案情况监督。

《条例》第二十五条规定：新建、改建或者扩建一级、二级实验室，应当向设区的市级人民政府卫生主管部门或者兽医主管部门备案。设区的市级人民政府卫生主管部门或者兽医主管部门应当每年将备案情况汇总后报省、自治区、直辖市人民政府卫生主管部门或者兽医主管部门。

监督检查一级、二级实验室是否备案，查看备案证明文件，是否有效（备案证明有效期 5 年），涉及微生物类别与实验活动是否一致。

（2）高致病性病原微生物实验室资质和实验活动的资格监督。

《条例》第二十条规定：三级、四级实验室应当通过实验室国家认可。国务院认证认可监督管理部门确定的认可机构应当依照实验室生物安全国家标准以及本条例的有关规定,对三级、四级实验室进行认可;实验室通过认可的,颁发相应级别的生物安全实验室证书。证书有效期为 5 年。

《条例》第二十一条规定:一级、二级实验室不得从事高致病性病原微生物实验活动。三级、四级实验室从事高致病性病原微生物实验活动,应当具备下列条件:

(一)实验目的和拟从事的实验活动符合国务院卫生主管部门或者兽医主管部门的规定;

(二)通过实验室国家认可;

(三)具有与拟从事的实验活动相适应的工作人员;

(四)工程质量经建筑主管部门依法检测验收合格。

国务院卫生主管部门或者兽医主管部门依照各自职责对三级、四级实验室是否符合上述条件进行审查;对符合条件的,发给从事高致病性病原微生物实验活动的资格证书。

《人间传染的高致病性病原微生物实验室和实验活动生物安全审批管理办法》(原卫生部第 50 号令)第五条规定:三级、四级生物安全实验室从事高致病性病原微生物实验活动,必须取得国家卫生计生委颁发的高致病性病原微生物实验室资格证书。第十一条规定：取得高致病性病原微生物实验活动资格证书的三级、四级生物安全实验室，需要从事某种高致病性病原微生物或者疑似高致病性病原微生物实验活动的，应当报省级以上卫生计生行政部门批准。

监督检查三级、四级实验室是否经过国家实验室认证，查看三级或四级实验室高致病性病原微生物实验室资格证书是否合法有效（国家卫生计生委员会批准，有效期5年），查看实验活动是否获批（国家卫生计生委员会批准，有效期5年）。

（3）从事实验活动的人员培训、考核及上岗持证情况监督。

《条例》第三十四条规定：实验室或者实验室的设立单位应当每年定期对工作人员进行培训，保证其掌握实验室技术规范、操作规程、生物安全防护知识和实际操作技能，并进行考核。工作人员经考核合格的，方可上岗。

从事高致病性病原微生物相关实验活动的实验室，应当每半年将培训、考核其工作人员的情况和实验室运行情况向省、自治区、直辖市人民政府卫生主管部门或者兽医主管部门报告。

监督检查实验室或者实验室的设立单位是否每年定期对工作人员进行培训、考核、合格者方可上岗。查看培训记录、人员签到、培训教材、授课教师、考试题及试卷,工作人员上岗证。现场询问有关问题看其是否掌握实验室技术规范、操作规程、生物安全防护知识和实际操作技能。

检查从事高致病性病原微生物相关实验活动的实验室,是否每半年将培训、考核其工作人员的情况和实验室运行情况向省、自治区、直辖市人民政府卫生主管部门报告。

检查从事高致病性病原微生物相关实验活动的实验室,是否每半年将培训、考核其工作人员的情况和实验室运行情况向省、自治区、直辖市人民政府卫生主管部门或者兽医主管部门报告。

(4)管理制度、应急预案的制定和落实情况监督。

《条例》第三十一条规定:实验室的设立单位负责实验室的生物安全管理。

实验室的设立单位应当依照本条例的规定制定科学、严格的管理制度,并定期对有关生物安全规定的落实情况进行检查,定期对实验室设施、设备、材料等进行检查、维护和更新,以确保其符合国家标准。

实验室的设立单位及其主管部门应当加强对实验室日常活动的管理。

《条例》第三十二条规定:实验室负责人为实

验室生物安全的第一责任人。实验室从事实验活动应当严格遵守有关国家标准和实验室技术规范、操作规程。实验室负责人应当指定专人监督检查实验室技术规范和操作规程的落实情况。

监督检查实验室工作人员培训考核制度、人员健康监护制度、生物安全检查制度、生物安全责任制、安全保卫制度、菌(毒)种和生物样本安全保管和档案管理制度、废弃物管理制度、消毒隔离制度、实验室应急事故报告制度,确定有无、是否可执行。

高致病性病原微生物实验室还需重点查阅安全保卫制度及安全防范措施。

(5)开展实验活动情况监督。

按照《微生物和生物医学实验室生物安全通用准则》《实验室生物安全通用要求》等规定的安全操作规程监督其落实情况。

查看一、二级实验室布局是否合理、配备并使用与开展实验活动相匹配的设施、设备;查看实验室生物安全防范措施落实;在合适的生物安全防护条件下开展实验室操作;生物安全柜是否定期维护检测;检查实验室和实验操作时工作人员个体防护措施;检查实验室废弃的生物样本、培养物等处置前消毒灭菌。

《微生物和生物医学实验室生物安全通用准

则》附录 A 规定的安全操作规程监督其落实情况。

5.1 一级生物安全防护实验室

5.1.1 常规微生物操作规程中的安全操作要点：

5.1.1.1 禁止非工作人员进入实验室。参观实验室等特殊情况须经实验室负责人批准后方可进入。

5.1.1.2 接触微生物或含有微生物的物品后,脱掉手套后和离开实验室前要洗手。

5.1.1.3 禁止在工作区饮食、吸烟、处理隐形眼镜、化妆及储存食物。

5.1.1.4 以移液器吸取液体,禁止口吸。

5.1.1.5 制定尖锐器具的安全操作规程。

5.1.1.6 按照实验室安全规程操作,降低溅出和气溶胶的产生。

5.1.1.7 每天至少消毒一次工作台面,活性物质溅出后要随时消毒。

5.1.1.8 所有培养物、废弃物在运出实验室之前必须进行灭活,如高压灭活。需运出实验室灭活的物品必须放在专用密闭容器内。

5.1.1.9 制定有效的防鼠防虫措施。

5.1.2 无特殊的安全操作规程

5.2 二级生物安全防护实验室安全操作

规程

5.2.1 常规微生物操作规程中的安全操作要点：

5.2.1.1 与一级的常规安全操作要点相同。

5.2.1.2 实验室入口处须贴上生物危险标志，内部显著位置须贴有关的生物危险信息，包括使用传染性材料的名称，负责人姓名和电话号码。

5.2.2 特殊的安全操作规程

5.2.2.1 进行感染性实验时，禁止他人进入实验室，或必须经实验室负责人同意后方可进入。免疫耐受或正在使用免疫抑制剂的工作人员必须经实验室负责人同意方可在实验室或动物房内工作。

5.2.2.2 实验室入口处须贴上生物危险标志，注明危险因子、生物安全级别、需要的免疫、负责人姓名和电话、进入实验室的特殊要求及离开实验室的程序。

5.2.2.3 工作人员应接受必要的免疫接种和检测（如乙型肝炎疫苗、卡介苗等）。

5.2.2.4 必要时收集从事危险性工作人员的基本血清留底，并根据需要定期收集血清样本，应有检测报告，如有问题及时处理。

5.2.2.5 将生物安全程序纳入标准操作规范

或生物安全手册,由实验室负责人专门保管,工作人员在进入实验室之前要阅读规范并按照规范要求操作。

5.2.2.6 工作人员要接受有关的潜在危险知识的培训,掌握预防暴露以及暴露后的处理程序。每年要接受一次最新的培训。

5.2.2.7 严格遵守下列规定,防止利器损伤。

5.2.2.7.1 除特殊情况(肠道外注射和静脉切开等)外,禁止在实验室使用针、注射器及其他利器。尽可能使用塑料器材代替玻璃器材。

5.2.2.7.2 尽可能应用一次性注射器,用过的针头禁止折弯、剪断、折断、重新盖帽、从注射器取下,禁止用手直接操作。用过的针头必须直接放入防穿透的容器中。非一次性利器必须放入厚壁容器中并运送到特定区域消毒,最好进行高压消毒。

5.2.2.7.3 尽可能使用无针注射器和其他安全装置。

5.2.2.7.4 禁止用手处理破碎的玻璃器具。装有污染针、利器及破碎玻璃的容器在丢弃之前必须消毒。

5.2.2.8 培养基、组织、体液及其他具有潜在危险性的废弃物须放在防漏的容器中储存、运输及消毒灭菌。

5.2.2.9　实验设备在运出修理或维护前必须进行消毒。

5.2.2.10　人员暴露于感染性物质时,及时向实验室负责人汇报,并记录事故经过和处理方案。

5.2.2.11　禁止将无关动物带入实验室。

三级、四级实验室检查,需查看从事高致病性病原微生物实验活动批复、有效期限,向原批准部门报告实验室结果及工作情况;实验活动结束后6个月内将菌(毒)种或样本就地销毁或者送交保藏机构保藏;进入三级、四级实验室人员采取防护措施;未在同一独立安全区域内同时从事两种或以上高致病性病原微生物的相关实验活动。

(6)菌(毒)种和样本的采集、运输和储存情况的监督。

按照《可感染人类的高致病性病原微生物菌(毒)种或样本运输管理规定》《上海市可感染人类的病原微生物菌(毒)种或样本运输管理办法》《上海市一、二级病原微生物实验室生物安全管理规范》等规定监督检查落实情况。

菌(毒)种及生物标本运输应专人负责、专车运输(不得采用公共交通)、符合要求的生物安全运输箱;运输登记(运输种类数量、运输人员、接收人员等)完整;菌(毒)种及生物标本保存应"双人双锁",登记记录(数量、种类、使用、销毁、责任人等)完整。

运输高致病性病原微生物菌(毒)种需查看批准证明(跨省由国家卫生计生委员会批准)、包装材料、运输人员防护措施及培训记录、运输交通工具等运输情况;在实验活动结束后6个月内将菌(毒)种或样本就地销毁或者送交保藏机构保藏。

二、病原微生物实验室生物安全违法案由及处理

1. 案例一

某卫生计生委监督所对某医疗机构进行监督检查时发现,微生物研究室、微生物检测室均未进行实验室备案;工作人员未穿防护服,穿着便装进行实验操作,操作不符合生物安全规程。

案情分析:该单位从事与病原微生物菌(毒)种、样本研究、检测的实验室没有向辖区卫生计生行政部门备案,工作人员未遵守实验室生物安全技术规范和操作规程。

违法行为处理:该实验室违反了《病原微生物实验室生物安全管理条例》第二十五条、第三十二条第二款,依据《病原微生物实验室生物安全管理条例》第六十条(四)、(六)项 责令限期改正,给予警告。

2.案例二

某卫生计生委监督所对某社区卫生服务中心进行监督检查时发现,该病原微生物实验室(BSL－2)一名工作人员采集患者血液标本后,随即将标本放入其椅子旁边的离心机进行离心操作,期间离心机始终未加盖,该名工作人员未佩戴口罩、帽子等个人防护用品;在隔壁生化室查见台面上放有洗板、酶免疫法测定乙肝表面抗原试剂及血清标本,并查到开展乙肝两对半检验项目记录,该生化室无生物安全柜、高压蒸汽灭菌锅等生物安全防护设备。

案情分析:该实验室工作人员未遵守实验室生物安全技术规范和操作规程;在不符合相应生物安全要求的实验室从事病原微生物相关实验活动。

违法行为处理:该实验室违反了《病原微生物实验室生物安全管理条例》第三十二第二款,依据《病原微生物实验室生物安全管理条例》第五十九条、第六十条(六)项责令限期改正,给予警告。

三、病原微生物实验室生物安全卫生监督抽检及评价

1.抽检依据

依据《病原微生物实验室生物安全管理条例》

《医疗机构临床实验室管理办法》《实验室生物安全通用要求》等相关卫生标准、规范等的规定,开展病原微生物实验室的卫生监督抽检工作。

2. 抽检对象及项目

(1)实验室实验活动中环境空气:细菌菌落总数、金黄色葡萄球菌。

(2)物体表面:细菌菌落总数、金黄色葡萄球菌。

(3)医护人员手:细菌菌落总数、金黄色葡萄球菌。

(4)紫外线:紫外线灯辐射强度。

(5)生物安全柜:垂直气流风速、工作窗进风风速、烟雾实验。

3. 生物安全柜部分指标的使用

(1)垂直气流平均风速是在距离生物安全柜内侧壁板及工作窗 100 mm 围成的,工作台面上方 300 mm 处的平面区域内测量垂直气流的平均风速。测量点按行、列 150 mm 的网格分布。垂直气流平均风速为各测量点读数的算术平均值。

(2)工作窗口进风平均风速。测量时将工作窗开口高度开到指定的操作高度,用风速仪在工作窗开口平面直接测量风速,测点的水平间隔为 100 mm,垂直方向分别距工作窗口边缘 1/4 工作窗口高度处和 3/4 工作窗口高度处。

（3）压差。被测生物安全柜置于正常工作条件下，柜上微压差计或用规定的微压差计算柜内外压差。